à tous les amoureux inconditionnels de la vie

Autres titres de l'auteure, Éditions Maxam inc.

- Le Guide de l'alimentation saine et naturelle
- La Spiruline
- The Guide to Natural and Healthy Eating
- Le Guide des bons gras

1ère ÉDITION

ILLUSTRATIONS : MICHELLE PELLETIER
CONCEPTION GRAPHIQUE : GUY BERGERON

© LES ÉDITIONS MAXAM INC. (450) 448-5049

DÉPÔT LÉGAL : 4e TRIMESTRE 1990

ISBN 2-9801115-1-1

RENÉE FRAPPIER

TOME 2
Le GUIDE de l'alimentation saine et naturelle

Éditions Maxam inc.

REMERCIEMENTS

La recherche et l'écriture d'un livre constituent un travail passionnant; mais comment décrire l'enthousiasme et la fébrilité inhérents aux moments de la production de l'ouvrage..., ce moment où apparaît *l'équipe*?

Le Tome 2 a pris forme grâce à la somme de belles énergies dynamiques de mes ami(e)s et de mes proches que j'ai le plaisir de présenter et de remercier chaleureusement. Nous avons *ensemble* vécu des moments intenses.

Nous devons

- la beauté des illustrations, c'est-à-dire l'aquarelle de la couverture et tous les fusains, à *Michelle Pelletier,* artiste peintre,

- la clarté de la conception graphique à *Guy Bergeron,* concepteur publicitaire et graphiste,

- la qualité et la minutie de la mise en page à *Guy Bergeron* et à *Odette Larouche,* graphiste,

- la révision impeccable de toutes ces pages..., et il y en a, à une amie bretonne, *Anne-Sophie Oudin,* linguiste,

- toutes les photographies inspirantes à *Daniel Cournoyer,* photographe,

- la présentation artistique des plats (certaines recettes sont en effet photographiées) à *Atmo Zakes,* rebirtheure et cuisinière,

- l'aide précieuse pour expérimenter plusieurs recettes à *Diane Arseneault,* cuisinière et traiteure, et à *Atmo Zakes,*

- l'ajout de délicieuses recettes aux amies (et aussi à quelques amis!) de partout,

- le soutien, la rigueur de ses commentaires, la qualité de sa révision, à *Danielle Gosselin,* biologiste, agente de recherche en alimentation et professeure de nutrition et d'alimentation saine. *Ensemble,* nous écrirons un prochain livre... Et oui!

PRÉSENTATION

Ce livre complète nos connaissances dans le domaine de l'alimentation saine et naturelle et nous porte de découverte en découverte dans nos choix alimentaires.

Pour en faciliter l'utilisation, le guide est construit en deux sections :

Section «Théorie»

a) Volet scientifique expliquant avec clarté la photosynthèse et la notion de chaînes alimentaires.

b) Volet alimentaire décrivant avec intérêt et détail plusieurs *autres aliments* à connaître pour compléter la liste de ceux qui ont été énumérés dans le Tome 1 : d'autres légumes, germes, céréales, légumineuses, etc.

Section «Recettes»

La section «Recettes» permet d'appliquer les principes fondamentaux de l'alimentation saine.

Près de 150 nouvelles recettes, toutes faciles à réussir et nutritives, se suivent pour notre plus grand plaisir. De plus, presque toutes comportent des variantes, des idées à revendre!

Les deux derniers chapitres de recettes... pour le plaisir nous apportent des nouvelles idées pour utiliser les aliments que nous connaissons déjà.

Un beau programme en perspective :

*Savourons la théorie
et dégustons les recettes!*

La santé se mange,
se respire,
se pense,
la santé se vit!

CHAPITRE 1

Les plaisirs de l'alimentation saine

De nos jours, plusieurs préjugés subsistent encore face à une alimentation saine, orientée vers le règne végétal. Pourtant, de plus en plus de gens de tous les âges modifient progressivement leurs habitudes alimentaires dans un sens positif. Attardons-nous quelque peu à tous les plaisirs que peut procurer une telle démarche.

1er Le plaisir de connaître!

En prenant conscience des liens qui existent entre nos habitudes alimentaires d'une part et l'agriculture, l'écologie, les relations internationales, etc., d'autre part, nous développons de nouveaux champs d'intérêts et notre curiosité ne cesse de croître. Les lectures, les conférences, les cours nous motivent et renforcent notre recherche.

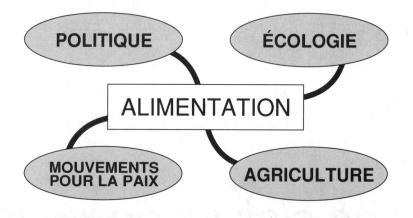

LA CONNAISSANCE EST RÉJOUISSANTE!

2ᵉ Le plaisir d'influencer positivement notre entourage!

Nous nous alimentons mieux. Pour nos dîners, nous apportons de la purée de fèves rouges dans un pain pita, des plats au millet, de la luzerne. Le joli pichet d'eau et le verre inspirant, placés sur notre bureau, incitent à boire davantage. Nous devenons ainsi des éléments de changement (ou de curiosité!!) dans notre milieu de travail, une référence pour les amis et la famille, surtout si l'humour est au menu! Les questions surgissent, la dynamique se crée.

Avec les enfants, le «grand»... et le reste de la famille :

• Pour introduire un nouveau plat ou une nouvelle habitude alimentaire utiliser l'humour et les explications appropriées.

• Demander leur avis sur la présentation, le goût et la texture du menu.

• Faire des recherches avec eux sur différents sujets : un aliment en particulier, une coutume alimentaire, les conditions d'élevage des animaux de boucherie, etc.

- Les amener à s'intéresser aux étiquettes. Éveiller en eux la notion de QUALITÉ.

Tôt ou tard, quelqu'un de la famille se référera à nous pour obtenir un conseil, une recette… et la roue tourne.

On a vu des grands-mères donner des conseils de cuisine-santé à leurs petits-enfants!

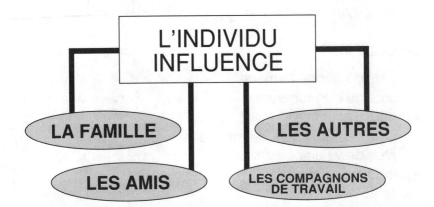

Le choix de nos aliments influence notre mode de vie ainsi que l'environnement. C'est une prise de conscience des conséquences reliées au contenu de notre assiette!

Souvent, le changement s'amorce lorsque les gens apprennent les répercussions désastreuses du mode alimentaire nord-américain sur la santé de l'individu, des peuples et de la planète.

EXEMPLES D'INTERACTIONS :

Aliments :

- équilibrer les quantités ingérées,
- diminuer les quantités de viande et de sucre,
- abandonner les produits raffinés,
- abandonner les produits remplis d'additifs,
- choisir des aliments provenant de culture BIOlogique,
- boire plus d'eau et manger plus de fibres, etc.

Mode de vie :

- plus de bonne humeur,
- plus de non-fumeurs,
- plus d'exercice,
- plus de relaxation, de méditation,
- plus de vitalité,
- moins de maladie.

Environnement :

- moins de gaspillage,
- moins de pollution par les engrais chimiques, les pesticides, les emballages, etc.,
- meilleure répartition des ressources alimentaires entre
  les peuples,
- respect de la vitalité du sol, des aliments et de tous les
  êtres vivants.

3e Le plaisir de découvrir les secrets de la digestion!

Le corps humain est une pure merveille. La plupart du
temps, il reste totalement ou partiellement inconnu, inacces-
sible à notre compréhension. S'y intéresser afin de répondre
harmonieusement à notre individualité, voilà un grand plaisir.

Connaître le mode de fonctionnement du système digestif

et ses meilleures sources de «carburant» fait partie de la garantie!

Aussi serons-nous plus en mesure de comprendre et de répondre rapidement et adéquatement lorsque notre corps nous lancera des signaux comme les maux de tête, le manque d'énergie, l'embonpoint...

4ᵉ Le plaisir de s'oxygéner!

La santé se respire, vous vous rappelez?

Plus nous connaissons le rôle primordial de l'oxygène pour le cerveau et pour le bon fonctionnement de chacune des cellules, plus nous respirons large et plus nous bougeons.

S'OXYGÉNER :

- pour mieux fonctionner, mieux penser,
- pour éliminer les tensions, combattre le stress,
- pour mieux assimiler les éléments nutritifs, dont le calcium.

Ce n'est pas compliqué, chaque jour (ou au moins 3 fois par semaine), une bonne marche rapide d'au moins 30 minutes est excellente afin de s'aérer le corps et l'esprit.

Je marche vite, tu marches vite, il marche vite, nous...

Marcher **le jour** est préférable afin de profiter d'un bienfait essentiel à la santé qu'on néglige inconsciemment : **l'énergie de la lumière solaire.**

En plus d'être indispensable à l'absorption de la vitamine D, la lumière solaire agit à des niveaux très subtils de notre équilibre psychique et physiologique.

Attardons-nous dès maintenant à l'importance de s'exposer à la lumière solaire, surtout si nous passons la majeure partie de nos journées à la lumière artificielle. Dans ce cas, sortir et marcher tous les midis s'avère être une idée gagnante.

5ᵉ Le plaisir des achats!

- Faire ses achats dans un magasin d'aliments naturels permet de passer de bons moments :
  - la qualité des produits,
  - le service personnalisé,
  - la disponibilité du personnel à répondre à nos questions,
  - le charme des lieux

  font partie intégrante du plaisir de bien manger, de bien s'approvisionner.

- De retour chez soi, le rangement de tous ces produits procure aussi une agréable satisfaction. Tout de même, prendre plaisir à faire et à ranger «l'épicerie», c'est nouveau!

- De plus, payer pour obtenir de la qualité s'avère plus encourageant que de sacrifier souvent une large part du budget pour des produits qui n'ont de sens que par leur emballage!

6ᵉ Le plaisir du repas!

- **Préparation** : cette tâche se transforme en expérience positive. La cuisine devient laboratoire, gymnase ou atelier (selon la personnalité ou l'humeur) où il est permis d'expérimenter, de s'exercer, de créer... de s'amuser!

  Tout en coupant les légumes, nous en profitons pour penser à notre posture, pour mieux respirer et, pourquoi pas, pour faire participer les gens qui nous entourent.

- **Présentation** : comme la digestion commence avec les yeux, nous développons de plus en plus le goût de décorer les plats. Il suffit de couleurs contrastantes, d'une forme harmonieuse, d'une vaisselle qui inspire et... c'est gagné d'avance! Toute l'équipe digestive se met en branle.

- **Atmosphère** : que nous soyons seul ou en famille, l'atmosphère, ça compte! Ça fait partie de la qualité de vie.

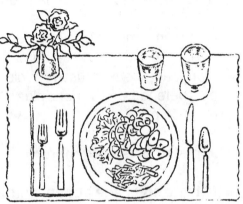

   Mettre un peu d'harmonie, c'est si simple : avant le repas, servir l'eau dans une coupe (pourquoi pas?), ajouter de la musique ou du silence, des fleurs... à chacun son goût!

   Préparer une table accueillante favorise le rassemblement ou, du moins, l'appétit, la détente et la bonne humeur.

- **Dégustation :** mettons au menu des plats savoureux, nutritifs, sains et appétissants.

   Offrons-nous en prime, et volontairement, le temps pour déguster et apprécier chaque bouchée.

   Les saveurs et les odeurs nourrissent certains aspects de notre être. Un aliment de qualité stimule l'odorat et les papilles gustatives. Puisque nous sommes pourvus de capteurs spécialisés à cet effet, allons-y, humons et dégustons!

   Développer ces aspects procure du plaisir et fait partie de l'art de bien manger.

7ᵉ Le plaisir du mieux-être!

- Parce que nous sommes informés, nous faisons de meilleurs choix alimentaires. Nous participons ainsi activement à notre propre bien-être et à celui de nos enfants. Quelle satisfaction profonde de les voir manger des aliments de qualité avec appétit, au lieu du «fast-food» gras, réchauffé et servi dans du plastique!

- Être bien dans sa peau ne dépend pas que de la nourriture. Cependant, cette dernière est déterminante. En mangeant mieux, nous avons plus d'énergie, nous sommes plus détendus, nous rions plus souvent, etc. Tout est relié, n'est-ce pas?

8ᵉ Le plaisir de se régénérer!

Quel que soit l'âge auquel nous décidons d'opter pour une alimentation saine, quel que soit notre niveau de santé, un fait remarquable demeure : le corps tend vers l'équilibre, la régénération, la santé.

Aussitôt que nous lui fournissons les matériaux de base nécessaires, des mécanismes régulateurs très sophistiqués s'activent et se mobilisent dans le sens de la régénération. Observons les effets tant positifs que négatifs des aliments sur notre organisme et ajustons-nous dans le sens de la santé.

9ᵉ Le plaisir de participer au défi 1990!

De quel défi s'agit-il? Celui de mettre en place tant à l'extérieur de nous (par des moyens) qu'à l'intérieur (par notre conscience) tous les éléments nécessaires à la régénération de la planète Terre, **cet immense organisme vivant dont nous faisons partie!**

Nous participons dès maintenant à un changement important par notre façon de vivre en général. Parce que nous nous intéressons aux répercussions de notre mode de vie sur la santé et que nous nous impliquons pour en améliorer certains aspects (produits biologiques, exercices, détente...), nous devenons des éléments de changement. En répondant adéquatement à l'urgence, notre vision s'élargit et la conscience fait des petits!

10ᵉ Le plaisir de la modération!

Au Québec, nous mangeons trop, c'est encore vrai!

En 1987, chaque Québécois a mangé 560 kg d'aliments en moyenne, dont 99 kg de viande (incluant volaille et poisson), répartis comme suit :

- 38 kg de boeuf
- 28 kg de porc
- 27 kg de volaille
- 6 kg de poisson
- 164 kg de légumes dont 78 kg de pommes de terre
- 122 kg de fruits (frais ou en conserve)
- 134 kg de produits laitiers (crème glacée, lait, fromage, yogourt)
- 41 kg de sucre.

Chaque personne a bu 314 litres de liquide dont :

- 86 litres de boissons gazeuses
- 80 litres de bière.

Donc, il ne faut pas s'étonner qu'au Québec, l'obésité et toute la panoplie de maladies dégénératives fassent partie de nos réalités quotidiennes!

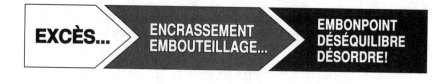

Plus nous nous observons, plus il est facile de réajuster les quantités selon certains critères :

- L'état émotif : en cas d'émotion forte, les fonctions diges- tives sont très perturbées, donc mangeons moins ou pas du tout. Dans ce cas, respirer profondément est plus indiqué.

- Les efforts à fournir entre les repas. N'oublions pas que la meilleure source de «carburant» se retrouve dans les glucides complexes (amidon) des céréales entières, du pain complet, des légumineuses et des légumes-racines.

- La consistance du repas précédent, il va sans dire!

- Notre faim véritable. Plus nous mastiquons, moins nous nous empiffrons.

- La vitesse de croisière. Les excès de vitesse causent des problèmes de digestion et nous privent d'un des grands plaisirs qu'est celui de manger en savourant.

- La grandeur de notre assiette. S'il nous faut une assiette débor- dante, achetons-la plus petite!

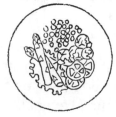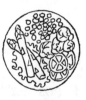

- Bien sûr, nous évitons le gaspillage, tant à la maison qu'en groupe ou lors d'un buffet à volonté! C'est comprendre toute l'énergie qui a servi à produire, à transporter et à préparer la nourriture. C'est développer le respect et cela fait toute la différence!

11e Le plaisir d'être averti! La publicité, j'y vois clair!

- Trouver ce qui est bon pour nous, c'est la responsabilité de chacun d'entre nous!

Plus nous devenons curieux, renseignés, exigeants, plus nous dépistons et dénonçons les publicités mensongères et leurs méthodes.

La publicité télévisée nous submerge :

1er d'un côté, on nous propose des aliments qui provoqueront sans aucun doute des problèmes de santé :

- la viande : saucisses à hot-dog, charcuteries, poulet frit, etc.
- le sucre : chocolat, boissons gazeuses, pâtisseries, gommes à mâcher, bière, etc.

2e de l'autre côté, la publicité nous propose tout ce qu'il faut (d'après elle!) pour régler les désordres engendrés par ce genre de nourriture :

- les analgésiques (maux de têtes…),
- les anti-acides (digestion difficile…),
- les laxatifs (constipation...),
- les diètes miracles (obésité...),etc.

Le seul but d'une telle publicité est de rapporter des profits... alors que la solution efficace à ces désordes relève davantage de l'**attitude** plutôt que d'un produit miracle.

L'éducation n'est pas rentable pour les compagnies!

12ᵉ Le plaisir gustatif!

Et oui! Les aliments qui s'avèrent bons pour la santé possèdent également des qualités gastronomiques.

En plus d'y découvrir de nouvelles saveurs subtiles et exquises, nous modifions nos critères de base : le délicieux change de camp!

Les saveurs sucrées des desserts, les saveurs riches des aliments gras nous paraissent très vite lourdes et indigestes, inutiles et exagérées.
Le goût s'affine et découvre le côté frais et naturel des aliments. Les nombreuses fines herbes rehaussent et comblent délicatement notre palais et le plaisir s'installe!

LA SANTÉ A BIEN MEILLEUR GOÛT!

Sont énumérés ci-dessus une douzaine de plaisirs reliés au fait de mieux se nourrir. Vous pouvez en trouver autant car maintenant, vous ne pensez plus que l'alimentation saine est ennuyeuse et sans attrait pour les gourmets.

BIEN MANGER... AVEC PLAISIR... C'EST POSSIBLE!

Au contraire, plus nous choisissons nos aliments en fonction :

- de leur qualité nutritive, de leur vitalité,
- de leur rôle dans notre organisme,

- de leur couleur, de leur saveur, de leur fraîcheur,
- de leur garantie pour la santé,
- de leur provenance,
  plus nous découvrons le véritable plaisir de manger.

Manger ne sera jamais plus un geste répétitif, mais plutôt un acte de plaisir conscient parce qu'il sera justifié et en harmonie avec l'ensemble des êtres vivants.

Au plaisir!

CHAPITRE 2

La photosynthèse

Plus on s'intéresse à la santé et à la qualité de vie des êtres vivants, plus on comprend l'importance des relations qui existent entre eux.

Nous mangeons pour obtenir l'énergie et les éléments nutritifs nécessaires au bon fonctionnement de la merveilleuse machine humaine. Cependant, nous sommes-nous demandés de quelle manière tout cela nous était rendu disponible?

Nous savons tous que le soleil est la source d'énergie première et que sans lui, il n'y aurait pas de vie sur terre. Grâce au phénomène de la photosynthèse, l'énergie lumineuse du soleil a pu être captée, utilisée et emmagasinée par les premières bactéries et algues, participant ainsi à l'évolution de toutes les formes de vie sur la terre, et ce jusqu'à l'être humain.

Aujourd'hui, en 1990, l'homme constate les effets dévastateurs engendrés par son mode de vie, trop axé sur le tandem production-consommation. Il comprend combien il est urgent d'agir énergiquement pour la sauvegarde de **la seule planète où nous pouvons vivre!**

LA PHOTOSYNTHÈSE
ou la clef de voûte de toute vie sur terre.

Examinons de plus près le merveilleux phénomène qu'est la photosynthèse.

Photo signifie «lumière»,
synthèse signifie «élaboration d'une substance complexe».

La photosynthèse est donc la réaction chimique par laquelle les **plantes vertes**, grâce à leur chlorophylle, peuvent transformer l'**énergie lumineuse** du soleil en **énergie chimique utilisable,** à partir du **gaz carbonique** et de l'**eau** comme seules matières de base.

Le gaz carbonique (CO_2) est présent dans l'air dans la proportion de 0,03 % et en plus grande quantité quand il est dissous dans l'eau.

La photosynthèse est souvent représentée par cette simple équation qui résume des réactions très complexes :

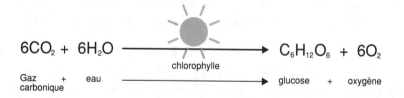

$$6CO_2 + 6H_2O \xrightarrow{\text{chlorophylle}} C_6H_{12}O_6 + 6O_2$$

Gaz carbonique + eau ⟶ glucose + oxygène

Pour croître et nous développer, nous avons sans cesse besoin de **matières premières** et d'**énergie**. Les végétaux représentent le pourvoyeur idéal!

Voici comment :

*   À partir de la photosynthèse, les plantes vertes fabriquent du glucose et emmagasinent de l'énergie. Dans le sol, elles puisent les minéraux, l'eau et l'azote (rendu disponible

par les bactéries). Elles pourvoient ainsi à leurs propres besoins de croissance et de repro-duction.

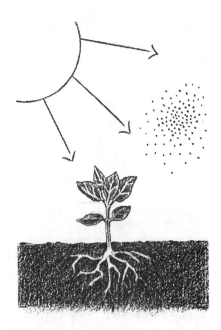

- Leur surplus d'élé-ments nutritifs est mis en réserve dans les diverses parties de la plante, comme les feuilles, les graines, les racines, etc.

- Ces réserves d'énergie et de matières premiè-res sont à leur tour utilisées comme source de nourriture par les animaux herbivores et par les êtres humains.

Sont capables de photosynthèse :

- les plantes terrestres vertes,
- les algues vertes, brunes et rouges,
- les algues bleues et bleues-vertes (microscopiques),
- les bactéries pourpres.
- LES BACTÉRIES, LES VÉGÉTAUX, LES ANIMAUX et LES ÊTRES HUMAINS sommes interdépendants et indissociables, ne l'oublions pas!

Les êtres humains, les animaux et les plantes sans chlorophylle, comme par exemple les champignons, dépendent ENTIÈREMENT du monde végétal pour se nourrir parce qu'ils sont incapables de photosynthèse.

DE PLUS, par la photosynthèse, il y a production d'oxygène atmosphérique (O_2) essentiel à la viabilité de notre planète. **Nous n'en connaissons pas d'autre source.**

Sachant tout cela, nous regarderons sûrement d'un autre œil les plantes et les arbres qui nous entourent! Il nous faut non seulement les conserver, mais aussi les multiplier. Notre survie en dépend!

À PROPOS DE LA CHLOROPHYLLE

*   La chlorophylle est le pigment vert des plantes, essentiel à la photosynthèse. Elle constitue le laboratoire où s'élaborent plusieurs éléments nutritifs.

*   Sa molécule ressemble à celle de l'hémoglobine du sang, à l'exception de l'atome central qui est constitué de fer pour l'hémoglobine et de magnésium pour la chlorophylle.

*   La lumière est essentielle à la production de la chlorophylle. Exemple : les germes de luzerne poussés dans l'obscurité ne verdissent pas.

*   On peut utiliser la chlorophylle des plantes et s'en servir à des fins thérapeutiques.

    Mangeons du vert tous les jours!

À PROPOS DE LA RESPIRATION

À la lumière, les plantes vertes font de la photosynthèse et dans l'obscurité, elles respirent. La photosynthèse emmagasine l'énergie et la respiration la libère. La respiration est donc le processus inverse de la photosynthèse!

- Avec de l'oxygène et de l'eau, la plante «brûle» du glucose pour libérer l'énergie emmagasinée lors de la photosynthèse. Elle utilise cette énergie pour ses propres réactions biochimiques et dégage du gaz carbonique et de l'eau. C'est la respiration.

On peut représenter le phénomène de la respiration comme suit :

$$C_6H_{12}O_6 + 6H_2O + 6O_2 \longrightarrow 6CO_2 + 6H_2O + \text{Énergie}$$

Glucose + eau + oxygène $\longrightarrow$ Gaz carbonique + eau + Énergie

- La respiration se fait jour et nuit tandis que la photosynthèse est possible seulement le jour.

- Le jour, en plein soleil, la photosynthèse est au moins dix fois supérieure à la respiration.

- La photosynthèse utilise 5 à 10 fois plus de gaz carbonique (CO_2) que la respiration n'en produit et libère plus d'oxygène (O_2) que la respiration n'en requiert.

- **La photosynthèse et la respiration sont les deux réactions fondamentales du monde vivant.**

La photosynthèse	La respiration
- a lieu le jour,	- a lieu jour et nuit,
- dans les cellules renfermant de la chlorophylle,	- dans toutes les cellules vivantes,
- absorbe du gaz carbonique,	- absorbe de l'oxygène,
- accumule de l'énergie dans le glucose,	- dégage de l'énergie à partir du glucose,
- dégage de l'oxygène.	- dégage du gaz carbonique.

À PROPOS DE LA FERMENTATION

La **fermentation** est un procédé qui libère aussi de l'énergie. Contrairement à la respiration, elle se fait généralement en l'**absence d'oxygène**. Elle libère du gaz carbonique et, dans certaines conditions, de l'alcool, de l'acide lactique ou d'autres acides.

Exemples :

- pour la fabrication de la bière, on fait fermenter des céréales germées (production d'alcool),
- pour la fabrication du yogourt, on fait fermenter du lait (production d'acide lactique).

MATIÈRE À RÉFLEXION

• La couche d'ozone, première enveloppe protectrice de l'atmosphère, filtre les rayons ultra-violets du soleil. Elle est en danger. Causes majeures : la pollution atmosphérique et le déboisement.

• L'effet de serre créé par une accumulation de gaz carbonique atmosphérique nous menace. Causes majeures : la pollution par les automobiles, les avions et les industries ainsi que le déboisement.

• L'ultime enveloppe protectrice des êtres vivants est leur membrane cellulaire. Leur pouvoir de sélection et leur perméabilité sont de plus en plus déséquilibrés. Causes majeures : la pollution, le stress, l'alimentation axée sur la viande, le sucre et les produits raffinés et transformés.

• L'unique source d'énergie disponible est le soleil. La seule façon, pour nous, d'utiliser cette énergie, c'est par les plantes capables de photosynthèse. Il nous faut donc protéger au maximum les grandes forêts et la surface des mers (algues). C'est la vie qui en dépend!

- Tous les êtres humains, avec l'ÉNERGIE de la CONSCIENCE, sont capables de CHANGEMENT dans leur COMPORTEMENT pour permettre ainsi la RÉGÉNÉRATION de la vie sous toutes ses formes.

- Nous sommes profondément liés à la nature. Par exemple, sans les bactéries, nous ne pourrions exister. Nous avons souvent besoin de plus petits que soi!

- **La prise de conscience et l'action sont des impératifs à développer afin d'être en mesure d'agir dans le sens de la vie.**

Bibliographie

- Ceccatty, M., *La vie de la cellule à l'homme*, Éditions du Seuil, France, 1962

- Hamilton, E., Whitney, E., and Sizer, *Nutrition Concepts & Controversies*, 4e éd., West, St Paul, États-Unis, 1988

- Joliot, P. et A., «La photosynthèse», in *La Recherche,* avril 1978, p. 331-338

- Moore Lappé, F., *Diet for a Small Planet,* Ballantine books, New York, 1982

- Otto and Towle, Couillard, Desmarais, Drainville et Langlois, *Biologie moderne,* HRW, Montréal-Toronto, 1971

- Paradis, O., *Écologie,* Décarie éditeur, Montréal, 1979

- Pim, R.L., *Nos aliments empoisonnés?,* Québec/Amérique, Montréal, 1986

- Robbins, J., *Diet for a New America,* Stillpoint, Walpole, États-Unis, 1987

- Weisz, P., *Éléments de biologie,* McGraw-Hill, Montréal, 1966

- Whitney E., Hamilton E. and Rolfes, *Understanding Nutrition*, 5e éd., West, St Paul, États-Unis, 1990

CHAPITRE 3

Les chaînes alimentaires

Tous les êtres vivants doivent quérir leur nourriture dans le monde extérieur. Une suite de relations alimentaires s'établit donc entre eux, l'un devenant le prédateur de l'autre.

Voyons donc de quelle façon se forment ces chaînes alimentaires qu'on peut qualifier de réseaux alimentaires, tellement les interactions entre les êtres vivants sont multiples.

- Les chaînes alimentaires débutent avec des producteurs. Nous savons maintenant que les seuls **producteurs** d'éléments nutritifs sont les VÉGÉTAUX, grâce à la photosynthèse. Tous les autres êtres vivants, comme les animaux et les êtres humains, sont des **consommateurs**.

- Dans l'eau, les algues microscopiques (algues bleues et spiruline), appelées phytoplancton, et les algues marines, représentent les producteurs. Elles peuvent être comparées aux riches pâturages. C'est la base de toute la vie aquatique.

Exemples :

Végétaux	...mangés par...→	Lièvres	...mangés par...→	Renards
Algues	...mangées par...→	Ménés	...mangés par...→	Truites

Voyons comment se transmet l'énergie du soleil jusqu'à nous. Cela se nomme les RELATIONS ÉNERGÉTIQUES :

1er L'énergie du soleil est captée par les plantes vertes.

2e Cette énergie est en majorité utilisée par la plante pour ses propres activités. Une très petite quantité d'énergie reste disponible pour les herbivores et ainsi de suite.

Exemples :

• Les herbivores ne profitent que de 1 % de l'énergie en provenance des végétaux.

• Les carnivores n'utilisent que 10 % de l'énergie emmagasinée par leurs proies.[1]

Si l'on comprend ce phénomène de perte de l'énergie, il est logique de se nourrir le plus possible d'éléments qui constituent la base de la chaîne alimentaire, c'est-à-dire de végétaux, afin de nourrir toutes les populations **humaines** plus adéquatement.

MATIÈRE À RÉFLEXION

Une alimentation axée sur les animaux herbivores a des conséquences écologiques et sociologiques déplorables et... inacceptables!

1er L'ÉNERGIE

- La production de viande utilise à outrance les énergies non renouvelables (pétrole, charbon) et coûte très cher. Selon les travaux de Marcia et David Pimentel, la production de grains et de céréales requiert 22 à 40 fois moins de combustible fossile.(2)

DE PLUS, IL FAUT :

- 3 011 kilocalories pour produire 454 grammes (1 livre) de maïs qui fourniront à leur tour 375 kilocalories,

- 29 497 kilocalories pour produire 140 grammes (3,5 on) de bœuf qui fourniront à leur tour 375 kilocalories!

NOTE : Si les kilocalories utilisées pour nourrir le bœuf nourrissaient directement les êtres humains, 10 fois plus de gens en profiteraient !(3)

DE PLUS, IL FAUT :

- 7,2 kg (16 livres) de grains et de soya pour produire 0,45 kg (1 livre) de viande de bœuf,

- 2,7 kg (6 livres) de grains et de soya pour produire 0,45 kg (1 livre) de viande de porc,

- 1,35 kg (3 livres) de grains et de soya pour produire 0,45 kg (1 livre) de volaille...(4)

Aujourd'hui, sur les meilleures terres du globe poussent les céréales et le soya servant à nourrir les animaux qui nourrissent à leur tour **certains** êtres humains!

La consommation de la viande, au rythme où elle se pratique dans les pays occidentaux, augmente la pénurie de nourriture dans les autres pays.

2e L'EAU

• Pour produire 1 kg de viande, il faut 10 000 à 24 000 litres d'eau. Pour produire 1 kg de blé, il en faut à peine 240 litres!

• La demande en eau ne cesse d'augmenter : irrigation des grandes cultures, élevages industriels, alimentation des villes, fonctionnement des industries, etc. Les conséquences en sont la diminution des réserves d'eau souterraine et d'eau douce, ainsi que la pollution.

• Chaque année, l'agriculture québécoise utilise 2 300 tonnes d'herbicides et de pesticides et 500 000 tonnes de fertilisants chimiques. Fertilisants, herbicides et pesticides constituent l'un des principaux facteurs de pollution environnementale au Québec car ils se retrouvent en bonne partie dans les cours d'eau.

3e LA SUPERFICIE DES SOLS CULTIVABLES

• Les 2/3 de la production de céréales aux États-Unis sont destinés au bétail.

- Les superficies des sols cultivables de plusieurs pays, essentielles à la production de cultures locales destinées à l'alimentation de la population, sont exploitées pour la production de soya ou de blé destinés aux animaux des pays industrialisés ou pour la production d'autres denrées exportables (canne à sucre, café, bananes...).

4ᵉ LA FAIM DANS LE MONDE

- Souvent, la pénurie et l'exportation de denrées alimentaires se côtoient dans un même pays.

- Le Brésil, où 1 individu sur 2 souffre de malnutrition, est le 2ᵉ producteur de soya au monde et exporte ce produit vers les États-Unis pour nourrir le bétail.

- Une partie importante de la pêche au Chili et au Pérou est transformée en aliments pour les chats et les chiens nord-américains plutôt que de servir de source de protéines aux habitants.

- La FAO (Organisation des Nations unies pour l'alimentation et l'agriculture) estime la production mondiale de nourriture à 3 000 kilocalories par personne et par jour, soit bien au-dessus des besoins individuels moyens!
  Cependant, il faut savoir qu'une immense part est destinée au bétail et que 20 % de la production est gaspillée! **Un mode de fonctionnement intolérable!**(5)

5ᵉ L'EFFET CUMULATIF DES POLLUANTS

- Les produits toxiques tels que les pesticides, les médicaments (hormones et antibiotiques), les métaux lourds et les polluants de toutes sortes s'accumulent dans les tissus (graisse) des êtres vivants, d'autant plus que ceux-ci se situent au bout de la chaîne alimentaire. Ce phénomène s'appelle la bio-concentration.

- On a constaté que le taux de mercure (Hg) des poissons contaminés est proportionnel à leur taille.

- Les personnes qui mangent beaucoup de viande courent plus de risques que les végétariens, car la viande contient davantage de pesticides résiduels puisqu'elle se situe plus loin dans la chaîne alimentaire que les végétaux.

- La viande contient environ 14 fois plus de résidus de pesticides que les végétaux. Les produits laitiers en renferment 5,5 fois plus.(6)

- La fertilité réduite, le système immunitaire affaibli, les cancers du foie, etc. sont autant de conséquences rattachées à nos habitudes alimentaires.

- Le dernier maillon de la chaîne alimentaire, c'est l'ÊTRE HUMAIN... c'est nous!

6e LES CONDITIONS D'ÉLEVAGE ET D'ABATTAGE : INACCEPTABLE!

- En élevage industriel, les animaux sont privés des conditions élémentaires de vie.

- En général, on y retrouve les caractéristiques suivantes : séparation d'avec la mère dès la naissance, promiscuité, immobilité, éclairage artificiel, maladies, etc. Les animaux sont abattus dans le stress, le sang et l'indifférence.

7e LE DÉBOISEMENT : INACCEPTABLE!

- On coupe les forêts, dont celle de l'Amazonie, pour les besoins en combustible ou pour créer des aires de pâturage pour le bétail qui sera à son tour converti en «fast-food».

- Avec le déboisement viennent l'érosion des sols, la perte de la flore et de la faune, la destruction des plantes productrices d'oxygène, les changements climatiques, etc.

EXISTE-T-IL DES SOLUTIONS?

Les solutions se situent à plusieurs niveaux : international, national, local et individuel!

Les solutions existent. L'appât du gain des compagnies multinationales, l'absence de démocratie et de volonté concertée font que les solutions... attendent.

NOUS, que pouvons-nous faire, TOUT DE SUITE? Parlons ici de notre ATTITUDE :

- Consommer de plus en plus les producteurs, c'est-à-dire LES VÉGÉTAUX.

- Choisir de cultiver ou d'acheter BIOlogique!

- Acheter, le plus possible, des produits locaux. Exiger que la provenance des aliments soit affichée. On privilégie ainsi une alimentation plus saisonnière.

- Prendre conscience que, parfois, nos choix alimentaires ont des effets non seulement sur notre santé, mais aussi sur la vie des travailleurs agricoles dans les pays où l'on produit des cultures d'exportation («cash crops»). Ces aliments (sucre, café, cacao, bananes...) sont cultivés à grande échelle là même où la malnutrition fait des ravages. Les multinationales y règnent en maître, les gens du peuple y travaillent d'arrache-pied pour un salaire de misère dans des conditions insoutenables. Diminuons notre consommation de ces produits et évitons de les gaspiller.

• Aimer les animaux VIVANTS et les protéger.

• S'impliquer activement dans les dossiers touchant l'écologie, l'agriculture, la faim dans le monde... Il n'y a rien de mieux que la pression du peuple pour faire bouger les gouvernements. Ne pas sous-estimer l'impact des individus, ni même d'une seule personne!

Oui, nous sommes à la limite de notre inconscience.

Oui, la régénération est encore possible. C'est le défi des années 90!

NOUS AVONS LE PRIVILÈGE DE L'ABONDANCE, À NOUS DE CHOISIR ET D'AGIR AVEC SAGESSE!

Références

(1) Paradis, O., *Écologie*, Décarie éditeur, Montréal, 1979, p. 78.

(2) Moore Lappé, F., *Diet for a Small Planet*, Ballantine books, New York, 1982, p. 74

(3) Whitney, E. and Hamilton, E., *Understanding Nutrition*, 4e éd., West, St Paul, États-Unis, 1987, p. 487

(4) Hamilton, E., Whitney E. and Sizer, *Nutrition Concepts & Controversies*, 4e éd., West, St Paul, États-Unis, 1988, p. 562

(5) Whitney, E. and Hamilton, E., *Understanding Nutrition*, 4e éd., West, St Paul, États-Unis, 1987, p. 485

(6) Robbins, J., *Diet for a New America*, Stillpoint, Walpole, États-Unis, 1987, p. 343

Bibliographie

•   Ceccatty, M., *La vie de la cellule à l'homme*, Éditions du Seuil, France, 1962

•   Hamilton, E., Whitney, E. and Sizer, *Nutrition Concepts & Controversies*, 4e éd., West, St Paul, États-Unis, 1988

•   Joliot, P. et A., «La photosynthèse», in *La Recherche,* avril 1978, p. 331-338

•   Moore Lappé, F., *Diet for a Small Planet,* Ballantine books, New York, 1982

•   Otto and Towle, Couillard, Desmarais, Drainville et Langlois, *Biologie moderne,* HRW, Montréal-Toronto, 1971

•   Paradis, O., *Écologie,* Décarie éditeur, Montréal, 1979

•   Pim, R.L., *Nos aliments empoisonnés?,* Québec/Amérique, Montréal, 1986

•   Robbins, J., *Diet for a New America*, Stillpoint, Walpole, États-Unis, 1987

•   Weisz, P., *Éléments de biologie,* McGraw-Hill, Montréal, 1966

•   Whitney, E. and Hamilton, E., *Understanding Nutrition*, 4e éd., West, St Paul, États-Unis, 1990

CHAPITRE 4

D'autres légumes

Une bonne habitude à acquérir, un plaisir coloré et savoureux, un changement bénéfique à la portée de tous : manger des légumes frais à profusion.

Une découverte, un délice, une garantie! Leur fraîcheur, leur couleur, leur forme réjouissent l'œil et le palais.

Des légumes colorés et crus,
des légumes cuits légèrement à la vapeur ou au four,
des légumes pour les petits et pour les grands.

Développons l'habitude d'en manger à chaque repas et avec plaisir.

LE TOME 1
nous a familiarisé avec les légumes usuels, leur valeur nutritive et les différentes méthodes de cuisson.

LE TOME 2

nous permet d'essayer des variétés nouvelles, savoureuses et nutritives.

PETITS RAPPELS

A) LA CLASSIFICATION

On classifie les légumes selon leur partie comestible.

- Légumes-racines : betterave, carotte, céleri-rave, etc.
- Tubercules : pomme de terre, topinambour, etc.
- Bulbes : ail, oignon, poireau, etc.
- Légumes-tiges : asperge, céleri, etc.
- Légumes-feuilles : chicorée, épinard, laitue romaine, etc.
- Légumes-fleurs : artichaut, brocoli, chou-fleur, etc.
- Légumes-fruits : aubergine, concombre, courge, poivron, tomate, etc.

B) LA VALEUR NUTRITIVE

- Les légumes sont de très bonnes sources de :
  - vitamines : A et C dans les légumes ou parties de légumes très colorés, et quelques vitamines du complexe B (B_1, B_2, acide folique),
  - minéraux : potassium, magnésium, fer, cuivre,
  - fibres : pectine, cellulose,
  - eau : 80 à 95 %.

- Ils sont peu calorifiques à cause de leur faible teneur en lipides… s'ils sont cuits sans corps gras bien sûr!
- Ils contiennent peu de protéines, sauf les légumes secs.
- Les légumes-racines, eux, sont de bonnes sources d'amidon.
- Les légumes frais procurent un effet alcalinisant.
- Avec les fruits, ils constituent notre SOURCE DE FRAÎCHEUR par excellence… si nous les consommons crus!

Imaginez tout ce qu'on perd lorsque les légumes n'apparaissent pas au menu. Ils sont indissociables d'une bonne santé!

C) LA QUALITÉ : C'EST TRÈS IMPORTANT!

1. à la production,
2. à la manutention,
3. à l'achat,
4. à la maison.

1. À la production

- Pour avoir des bons légumes, il faut de la bonne terre. Ce n'est plus une question de mode, c'est une question de survie!

  - Pour des légumes plus nutritifs, surtout en ce qui concerne la teneur en minéraux,
  - pour des légumes plus résistants aux insectes et aux maladies,
  - pour des légumes qui se conservent mieux,
  - pour des légumes exempts de résidus de pesticides et moins riches en nitrates,
  - pour des légumes d'une saveur incomparable et garants d'une santé florissante,
  une seule solution : L'AGRICULTURE BIOlogique!

  NOTE : Nous avons tendance à trouver inoffensifs les pesticides car ils n'ont ni odeur, ni saveur, ni couleur. Erreur! Leurs effets sur la santé des hommes, des animaux et des sols sont dangereux.

- Pour un sol dont on respecte et nourrit la couche vivante (l'humus),

  - pour un sol qui sait mieux se défendre contre les pluies acides,

- pour un sol équilibré dont on a **absolument** besoin et qui génère la vie,
  une seule solution : L'AGRICULTURE BIOlogique!

- Pour être des producteurs ou des consommateurs heureux de produire ou d'acheter des produits de qualité supérieure, **nous exigeons** des LÉGUMES BIOlogiques!

- Souhaitons que le gouvernement fasse de plus en plus appel aux personnes compétentes en place pour en former d'autres et qu'ensemble, elles apportent l'information et le soutien nécessaires aux agriculteurs désireux de cultiver BIOlogiquement.

- Souhaitons que des perspectives encourageantes incitent plus de gens à devenir eux-mêmes des **producteurs**. Au Québec, trop peu de producteurs répondent aux besoins de la population. Cela ne suffit pas et nous devons donc importer plusieurs denrées alimentaires.

- Souhaitons également que de plus en plus d'individus découvrent la joie de faire du jardinage car cela signifie économie, fraîcheur et qualité incomparables.

2. À la manutention

Aussi délicieux, nutritifs, BIOlogiques que soient les légumes, ils perdent de leurs qualités exceptionnelles s'ils sont manipulés maladroitement.

Voici quelques points à respecter pour garantir un maximum de fraîcheur :

- Les cueillir et les réfrigérer aussitôt.

- Les transporter dans des camions réfrigérés.

- Les placer dans des endroits réfrigérés et en assurer la rotation.

3. À l'achat

Pour une qualité maximale et un plaisir assuré, il est nécessaire de :

- Sélectionner des légumes fermes ou croustillants, de couleurs vives et qui semblent lourds pour leur taille.

- Exiger de connaître la **provenance** des légumes. Vous serez ainsi en mesure de **choisir selon vos propres critères de qualité :** la distance, le pays, le contrôle de la qualité... Achetons les produits locaux de préférence.

  NOTE : Si l'on veut appliquer cette habitude au Québec, on réalise vite jusqu'à quel point nous sommes tributaires de l'Ontario, des États-Unis et de quelques autres pays.

4. À la maison

Conservation

Voici quelques conseils pour conserver les légumes frais et nutritifs le plus longtemps possible:

- Les ranger aussitôt au réfrigérateur, exceptés certains légumes comme les pommes de terre, les oignons, l'ail, les courges d'hiver qui se gardent bien dans une armoire.

- Ne pas les laver à l'avance.

- La plupart des légumes se conservent bien à un taux d'humidité élevé. Les réfrigérateurs (40 à 50 % d'humidité) ne rencontrent pas ce critère. Il faut donc utiliser de grands contenants en plastique qui ferment hermétiquement et qui gardent les légumes frais et croustillants plusieurs jours.

- Il faut les consommer le plus rapidement possible pour conserver un maximum de fraîcheur. Si l'on mange trois portions de légumes par jour et par personne, il ne devrait pas y avoir de perte, n'est-ce pas?

Préparation

Le temps		la qualité nutritive
L'air		l'apparence
La chaleur	**influencent**	la texture
La lumière		la couleur
L'eau		la saveur
La cuisson		la vitalité

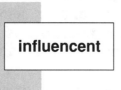

À FAIRE

- Préparer, réfrigérer (si attente il y a) et servir.
- Pour laver, les brosser sous un filet d'eau ou les essuyer soigneusement.
- Râper ou couper les légumes et les servir crus le plus souvent possible. Des crudités à chaque repas et en collation font partie d'un menu santé.
- Cuire à la vapeur ou au four. Garder les légumes CROQUANTS. Pour garantir un maximum de valeur nutritive, les cuire en entier de préférence ou coupés en gros morceaux. Les peler à la fin de la cuisson, seulement si c'est nécessaire.
Pour les différentes méthodes de cuisson, voir Tome 1.

À ÉVITER

- Ne pas laisser les légumes en attente à la température de la pièce.

- Ne pas les laisser séjourner dans l'eau pour les nettoyer ou les conserver.
- Ne pas les cuire à l'eau.
- Ne pas les peler.

Ces autres légumes à découvrir

Voyons maintenant les caractéristiques de plusieurs nouvelles variétés de légumes à découvrir.

ARTICHAUT

Description

- Originaire de la région méditerranéenne, l'artichaut est maintenant très répandu dans toute l'Europe et le sud des

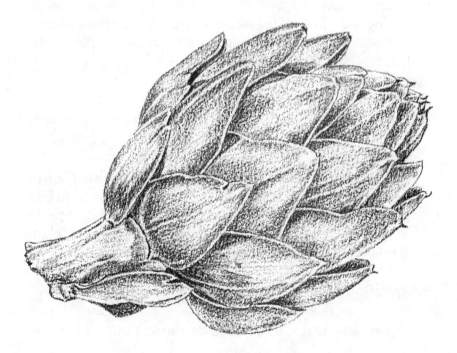

États-Unis, surtout en Californie. Au Québec, sa consommation est limitée, il est donc à découvrir!

- Il pousse sur un plant pouvant atteindre 1 à 1,5 m de haut.

- Ce légume a l'apparence d'un gros bourgeon vert et dense. C'est en fait un regroupement de feuilles (bractées plus précisément) pointues et charnues à la base, insérées les unes à côté des autres sur un réceptacle dont on consomme le cœur tendre.

- L'artichaut est disponible toute l'année.

Achat et conservation

- Choisir l'artichaut ferme et lourd : il est plus jeune et contient moins de «foin».

- Il se conserve quelques jours au réfrigérateur avec beaucoup d'humidité, soit dans un contenant hermétique, soit enrobé d'un linge humide dans un sac de plastique.

Valeur nutritive

- L'artichaut est une bonne source de minéraux (calcium, phosphore, sodium, potassium, fer) et de vitamine A.

- Les toniques à l'artichaut ont des propriétés diurétiques et dépuratives. Ils aident à régulariser l'excrétion de la bile par le foie. Ces propriétés viennent d'une substance, la cynarine, contenue dans les vraies feuilles du plant d'artichaut, celles qu'on ne consomme pas.

Préparation

- Laver l'artichaut sous un filet d'eau en écartant les feuilles.

- Couper la tige et une petite partie de la tête (facultatif).

- Déposer dans un chaudron contenant environ 2,5 cm (1 po) d'eau bouillante salée. Couvrir et laisser mijoter environ 30 minutes ou jusqu'à ce que les feuilles se détachent bien.

- L'artichaut se cuit également au four ou à la vapeur. Le temps de cuisson est alors allongé.

- Lorsqu'il est cuit, le consommer tout de suite.

Utilisation

- On consomme l'artichaut tel quel ou en trempette, en raclant la partie charnue de chaque feuille entre les dents. À la fin, enlever le foin qui recouvre le cœur et savourer ce dernier. Cette partie est tendre et très appréciée.

- Les cœurs d'artichaut se vendent aussi en conserve. Dans ce cas, les rincer avant l'usage car ils contiennent beaucoup de sel. Les ajouter aux salades ou les servir comme entrée, coupés en lamelles et arrosés d'huile d'olive et de jus de citron.

- Il est conseillé d'arroser de jus de citron les parties coupées et exposées à l'air afin de les empêcher de noircir.

ASPERGE

Description

- L'asperge est originaire de la Méditerranée.

- Plante printanière vivace, on consomme ses jeunes tiges.

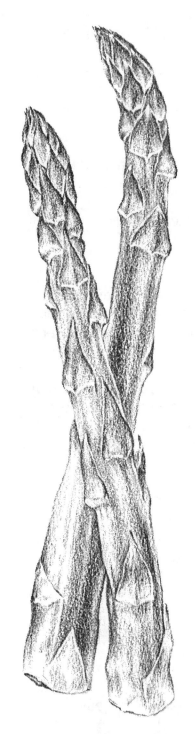

- Des variétés vertes et blanches sont disponibles. Les blanches ont été soustraites à la lumière.

- La saveur délicate et tendre des asperges est très appréciée des gourmets. Il existe une anecdote célèbre à ce sujet : *le poète français Fontenelle recevait à dîner un abbé fort gourmand qui n'aimait les asperges qu'à la sauce blanche, tandis que lui les aimait à l'huile. Hôte bien élevé, Fontenelle demanda à sa cuisinière de préparer la moitié des asperges d'une façon et l'autre moitié de l'autre. On allait se mettre à table quand l'abbé s'affaissa, foudroyé par une attaque. Et Fontenelle de courir vers la cuisine en criant : «Toutes les asperges à l'huile, l'abbé ne dînera pas!».*

- Nous pouvons les introduire dans notre jardin ou notre parterre. Les pointes d'asperge apparaissent tôt au printemps pour notre plus grand plaisir. Par la suite, cette plante vivace prend de l'ampleur et devient décorative.

Achat et conservation

- Choisir les asperges fermes, à la pointe compacte, d'un vert violacé brillant.

- Les petites tiges ont plus de saveur.

- Conserver au réfrigérateur dans un contenant hermétique ou placer les tiges dans un bol d'eau et les pointes enveloppées dans un linge humide.

Valeur nutritive

L'asperge contient des :

- Vitamines C (pointe verte), A (asperge verte) et plusieurs vitamines du groupe B.

- Minéraux : potassium, fer, phosphore, zinc.

- Elle est riche en fibres.

- Elle est très peu calorifique (sans beurre!) et riche en eau (95 %), donc la cuire très peu.

- Elle a un effet diurétique.

Préparation

- Bien laver l'asperge sous un filet d'eau froide.

- La cuire entière à la vapeur durant 5 à 8 minutes.

- Après la cuisson, couper la partie coriace et fibreuse de la base de la tige et enlever quelques écailles si nécessaire.

- Récupérer l'eau de cuisson et les parties coriaces pour faire des potages.

En cuisine, **deux bonnes habitudes à développer** : éviter le gaspillage et réduire le temps de cuisson!

Utilisation

- Ne pas trop cuire les asperges car elles ramollissent et perdent leur belle couleur et leur attrait gustatif.

- Les manger chaudes ou froides, nature ou arrosées de jus de citron et de gomashio.

- Les ajouter coupées en diagonale aux salades, quiches et omelettes.

- Les asperges donnent un potage velouté.

- Les jeunes tiges sont délicieuses crues. Essayez, vous verrez!

CÉLERI-RAVE

Description

- Il correspond au *celeriac* en anglais.

- Consommé abondamment aux États-Unis et en Europe (France, Allemagne), on le trouve dans les bars à salades, servi cru en rémoulade. Il est moins connu au Québec.

- De la même famille que le céleri, l'un est une tige, l'autre est consommé pour sa racine de forme irrégulière et très intéressante à découvrir.

- Ne pas se fier à l'apparence, sa saveur rappelle celle du céleri agrémentée d'un petit goût de persil.

Achat et conservation

*   Le choisir ferme, rond et lourd.
*   Il se conserve au réfrigérateur dans un contenant de plastique, ce qui évite la déshydratation.

Valeur nutritive

*   Peu calorifique, le céleri-rave constitue une bonne source de minéraux (potassium, phosphore, calcium...) et de fibres.

Préparation

*   Pour le laver, le brosser vigoureusement sous un filet d'eau froide.

- Peler le céleri-rave si on le mange cru. Pour plus de facilité, le trancher au préalable et pour éviter qu'il noircisse au contact de l'air, l'arroser de jus de citron.

- Le cuire avec sa pelure dans un peu d'eau bouillante salée. Récupérer l'eau de cuisson pour la soupe. Refroidir, peler et apprêter.

Utilisation

- La meilleure façon de consommer ce légume inusité, c'est de le manger **cru**. Il est délicieux finement râpé pour la salade. Pour la rémoulade, le râper un peu plus grossièrement (voir la section «Recettes»).

- On peut aussi le manger cuit, incorporé dans les soupes, les sauces ou avec les pommes de terre.

CHAMPIGNONS

Description

- Les champignons font partie des végétaux sans chlorophylle, donc incapables de faire de la photosynthèse.

- Ceux qu'on retrouve couramment sur le marché sont du type agaric (ou psalliote); on les appelle aussi les champignons blancs ou les champignons de Paris. La culture se fait dans des caves sur du fumier fermenté, dans des conditions d'humidité et de température très contrôlées.

- D'autres espèces sont maintenant cultivées : la chanterelle, le pleurote, le shiitaké (champignon japonais).

Achat et conservation

- Choisir des champignons au chapeau rond et fermé, gage de fraîcheur. Il existe des variétés couleurs crème et café. Essayer les nouveaux venus pour vivre une aventure gustative intéressante.

- Conserver dans un sac de papier ou de plastique troué, pendant quelques jours. Il faut éviter la condensation. Les champignons sont très fragiles et se dégradent rapidement.

Valeur nutritive

- Les champignons sont riches en eau (90 %) et très peu calorifiques.

- Ils contiennent de la niacine (vit. B).

- Ils contiennent également plusieurs minéraux : potassium, fer, cuivre, sélénium et des fibres.

Préparation

- Nettoyer les champignons au dernier moment, en essuyant le pied et le chapeau avec un linge humide ou en utilisant une brosse à champignon.

- Si on les coupe en tranches, les arroser de jus de citron pour les empêcher de noircir.

Utilisation

- Crus et coupés en tranches dans les salades, ou marinés.

- Cuits, dans les sauces, les soupes et divers plats.

- Sautés, il sont délicieux!

CHAYOTE

Description

- Cette plante est originaire du sud : Mexique et Amérique Centrale. Les Aztèques et les Mayas la cultivaient.

- Elle appartient à la famille des cucurbitacées comme les courges, les concombres et les melons.

- Ce légume-fruit se mange cru ou cuit croquant.

- Il ressemble à une poire verte, pouvant parfois atteindre 20 cm de long avec des fissures profondes.

- C'est un légume à utilisation très variée et de saveur plutôt neutre.

- Le plant est très généreux. Dans les régions tropicales, on apprécie ses tubercules (2 fois la grosseur d'une pomme de terre). Il donne aussi des feuilles (comme l'épinard), des fruits (la chayote de nos marchés) et des graines.

Valeur nutritive

- La chayote est peu calorifique. Elle contient principalement des vitamines A et C et des minéraux : calcium, fer, magnésium, potassium.

Utilisation

- Ce légume-fruit se sert cuit à la vapeur ou dans les soupes. On l'apprête comme les courges.

- On le mange aussi cru, tranché dans les salades comme substitut au concombre.

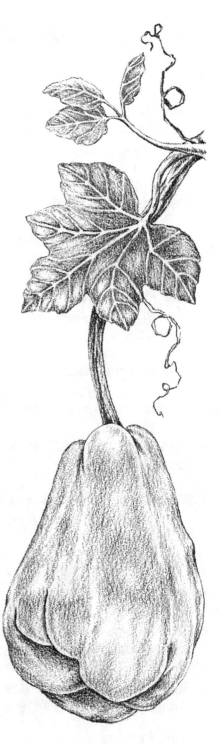

CHOUX DE BRUXELLES

Description

- Initiée à Bruxelles au XIIIe siècle, cette culture est aujourd'hui très répandue.

- De la famille des crucifères, les petits choux poussent sur un plan et se développent à la jonction des longues feuilles et de la tige.

- Un plant généreux donne environ 30 à 40 de ces choux miniatures.

- Disponibles toute l'année, ils sont meilleurs d'octobre à février. Ils ont une saveur plus délicate après avoir subi une gelée.

Achat et conservation

- Choisir nos petits choux compacts et bien verts.

- Les consommer rapidement, car leur saveur se transforme avec le temps.

- Les choux de Bruxelles se conservent quelques jours au réfrigérateur dans un contenant hermétique.

Valeur nutritive

- Ils constituent une bonne source de protéines.

- Riches en vitamines A, B et C, ils contiennent des minéraux tels que le calcium, le fer, le phosphore et le potassium.

- La famille des choux (les crucifères) est réputée pour posséder des propriétés anti-cancérigènes.

Préparation

- Enlever les premières feuilles, lorsque les choux sont de culture non BIOlogique.

- Si vous remarquez des petits intrus, tremper les choux dans de l'eau salée pendant 15 minutes et le tour est joué. Cette recommandation est valable pour toute la famille des choux.

- Faire une petite incision en forme de croix à la base des choux, afin d'uniformiser et d'accélérer la cuisson.

- Cuire entiers à la vapeur (10 minutes) ou selon la recette.

- Ne pas trop les cuire, car ils ont tendance à devenir pâteux et amers.

- Cuire sans couvercle permet aux acides volatiles de s'échapper et minimise les pertes de couleur.

Utilisation

- Le chou de Bruxelles se mange cru, coupé en deux, avec une trempette. On peut ainsi goûter sa fraîcheur et admirer la beauté de sa structure interne.

- On le sert le plus souvent cuit, arrosé d'un peu de jus de citron.

- Ces petits légumes sont délicieux une fois nappés d'une sauce aux fines herbes ou simplement accompagnés de noix hachées. Un régal!

- Ils se marient bien avec d'autres légumes en casserole. Dans ce cas, les ajouter en fin de cuisson.

Pour apprécier la saveur délicate du chou de Bruxelles, 2 choses à retenir :

- consommer le plus rapidement possible,
- ne pas cuire trop longtemps.

CHOUX CHINOIS

Description

- Originaires de Chine et d'Asie orientale, il existe plusieurs variétés (une trentaine) de choux chinois. De nos jours, ils nous viennent surtout de la Californie.

- Voyons les 3 variétés les plus connues de nos marchés occidentaux : chou chinois, nappa, bok choy.

- **Chou chinois** : de forme allongée (30 à 45 cm), aux tiges et aux feuilles frisées, larges, aplaties et serrées. Ses feuilles extérieures sont vertes et plus pâles à l'intérieur.

- **Nappa** : il ressemble au chou chinois mais il est plus court et plus rond!

- **Bok choy** ou pak choy : il ressemble à la bette à carde. Ses longues tiges gorgées d'eau sont moins compactes que celles du chou chinois et se terminent par des feuilles ovales d'un vert très soutenu.

Ces légumes sont réputés pour leur goût de fraîcheur, leur saveur et leur texture croustillante.

Achat et conservation

- Critère à retenir : la fraîcheur.

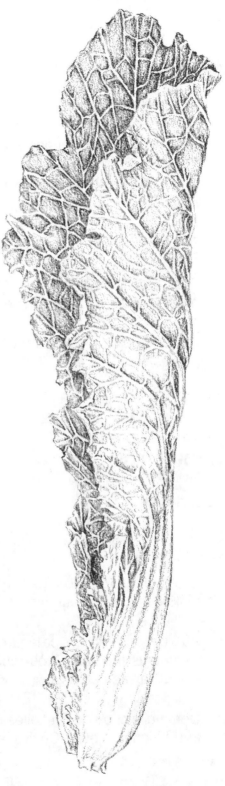

- Les choux chinois se conservent bien au réfrigérateur.

Valeur nutritive

- Le bok choy contient des vitamines A et C.

- Toutes les variétés offrent de bonnes sources de fibres et de minéraux (calcium, fer, potassium).

Utilisation

- Ils sont délicieux crus, finement tranchés sur la longueur, nature ou dans les trempettes.

- Les Chinois les servent tranchés et sautés, servis avec du gomashio.

CHOU FRISÉ

Description

- C'est le fameux *kale* en anglais.

- Il se compose de fines tiges entourées de feuilles épaisses et frisées. Sa couleur varie du bleu-vert au gris-vert.

- Au Québec, on trouve ce légume surtout dans les magasins d'aliments naturels. Très répandu aux États-Unis, il en est, ici, à ses débuts.

- Comme le chou de Bruxelles, il est plus savoureux après une première gelée. Cultivez-le dans votre jardin.

Achat et conservation

- Le choisir croustillant et bien vert.

- Le chou frisé se conserve quelques jours dans un contenant hermétique au réfrigérateur.

Valeur nutritive

- On le classe dans les «super-légumes» à cause de sa valeur nutritive.

- Membre de la famille des crucifères, il en a les propriétés anti-cancérigènes.

- C'est une bonne source de protéines, de vitamines A et C, de minéraux (potassium, calcium et fer), de fibres et d'eau.

- À intégrer au menu! Il deviendra vite indispensable.

Préparation

- Enlever la tige et laver soigneusement les feuilles, souvent remplies de terre.

- Cuire 4 à 5 minutes dans un peu d'eau bouillante salée ou à la vapeur.

- Ne pas trop cuire pour garder la couleur éclatante.

Utilisation

- Cuit arrosé de jus de citron, servi en accompagnement ou intégré aux quiches, aux lasagnes ou aux soupes; il en relève la valeur nutritive et la couleur.

- Il constitue également un délicieux potage.

- Le chou frisé est une verdure savoureuse et nutritive à privilégier durant l'hiver!

CHOU-RAVE

Description

- Son nom est *kohlrabi* en anglais et vient de l'allemand *kohl* («chou») et *rabi* («navet»).

- Originaire de l'Europe du Nord, il est peu répandu au Québec.

- C'est un légume dont le bulbe (vert pâle ou pourpre) pousse hors du sol et dont les tiges jaillissent en gerbes et se terminent par de belles grandes feuilles vertes comestibles.

Achat et conservation

- Choisir le chou-rave de petite taille et de couleur uniforme.

- Il se conserve longtemps au réfrigérateur.

Valeur nutritive

- Bonne source de vitamines B et C (A dans les feuilles), de calcium et de potassium.

Préparation

- Le laver avec une brosse à légumes. Il n'est pas nécessaire de le peler.

Utilisation

- Le chou-rave se consomme cru, râpé finement, dans les salades d'automne et d'hiver.

- On le mange également cuit, comme le navet ou le rutabaga, à la vapeur ou dans un peu d'eau bouillante salée durant 15 à 20 minutes (ou moins selon la taille).

- On le sert chaud ou froid.

ENDIVE

Description

- Cette variété de chicorée est dite *witloof* (du flamand *wit* «blanc» et *loof* «feuillage») en Belgique et *endive belge* en Amérique!

- Elle se cultive en 2 temps :

    1er Production des racines de chicorée, celles-là mêmes qui sont utilisées comme substitut au café.

    2e Forçage des racines à l'obscurité en couches chaudes, ce qui donne les endives qu'on connaît.

- Sa forme, sa texture croustillante, sa saveur légèrement amère rencontrent les critères de plusieurs adeptes.

Achat et conservation

- Les choisir emballées dans du papier opaque afin d'éviter qu'elles verdissent, ce qui a pour effet de les rendre trop amères.

- Les têtes doivent être fermes et croustillantes, de couleur blanc crème.

- Crues, elles se conservent jusqu'à 2 semaines à l'obscurité et au réfrigérateur.

- Cuites, elles se gardent 2 jours maximum.

Valeur nutritive

- Les endives sont riches en eau et très peu calorifiques.

- Elles contiennent un peu de vitamine B_2 et quelques minéraux (potassium et fer).

Préparation

- Trancher la base des endives et les rincer à l'eau froide.

- Apprêter selon l'usage désiré.

Utilisation

- Les endives crues sont délicieuses et surprenantes! Les incorporer aux salades ou les farcir.

- Elles se servent également cuites, surtout braisées.

FENOUIL

Description

- On le tient en haute estime dans la région méditerranéenne, d'où il est originaire. Parlez-en aux Italiens!

- C'est un magnifique légume au léger goût d'anis.

- La base élargie de ce légume-tige forme un genre de bulbe. C'est ce dernier qui est consommé comme légume. On l'appelle le fenouil de Florence.

- Les jeunes feuilles et les graines s'utilisent comme condiment.

- Il est de culture très facile.

Achat et conservation

- Choisir des bulbes bien formés dégageant une bonne odeur.

- Le fenouil est meilleur de l'automne à la fin décembre.

- Les feuilles fraîches se vendent comme condiment.

- Il se conserve bien emballé, ou dans un récipient, au réfrigérateur.

Valeur nutritive

- D'une bonne te-
  neur en protéines,
  il est également
  riche en vitamines
  A (feuilles) et C, en
  calcium, en fer et
  en sodium.

- On lui alloue
  plusieurs qualités
  médicinales.

Préparation

- Rincer le bulbe à
  l'eau froide et cou-
  per la base et les
  tiges selon la re-
  cette.

- On peut le cuire à
  la vapeur, au four
  ou le faire sauter.

Utilisation

- Le fenouil peut se consommer cru coupé en bâtonnets, dans les salades ou en trempette, etc.

- On peut aussi le cuire avec des plats à base de tomates (soupe, sauce) ou le servir en légume d'accompagnement.

- Pour conserver sa saveur délicate, le cuire légèrement, entier ou coupé en deux. Si on le laisse entier, sa cuisson prend 10 à15 minutes.

- Le bulbe, les feuilles et les graines du fenouil relèvent la saveur de nombreux plats.

- Les feuilles s'utilisent dans les salades et les sauces; séchées, elles donnent un thé recherché. Parlez-en aux Grecs!

- Les graines donnent un petit goût de fraîcheur aux tisanes, aux biscuits…

GOMBO

Description

- On le dénomme *okra* ou *gombo* en anglais.

- Originaire d'Afrique du Nord, on le consomme aussi beaucoup au sud des États-Unis et aux Antilles mais peu au Québec.

- Ce légume-fruit ressemble à un cornichon cubique et pointu. De couleur verte, il renferme plusieurs petites graines.

- Doté d'une saveur très agréable et douce, il faut l'essayer afin de varier!

Achat et conservation

- Choisir des gombos fermes d'une couleur uniforme.

- Conserver au réfrigérateur 1 à 2 jours. Utiliser rapidement.

Valeur nutritive

- Bonne teneur en vitamines A et C, en calcium, en potassium et en fer.

- Peu calorifique, le gombo est riche en eau et en fibres (mucilages).

- Ses multiples graines sont réputées pour leur teneur en protéines.

Préparation

- Comme les champignons, il est préférable de l'essuyer plutôt que de le laver.

- Le cuire entier à la vapeur de 7 à10 minutes ou le faire sauter (entier ou tranché).

- Comme il contient une substance mucilagineuse, il faut le couper finement si on veut l'utiliser comme épaississant, par exemple dans les bouillons de soupe.

Utilisation

- Le gombo se mange cuit, chaud ou froid, entier ou en tranches.

- Il se prépare comme les pois mange-tout ou les haricots. Il sert de légumes d'accompagnement ou s'intègre aux omelettes, aux quiches, aux sauces...

VERDURES

Outre la iceberg, la laitue la plus populaire et pourtant la moins nutritive, il existe de multiples variétés de légumes-feuilles qu'il serait intéressant de connaître et d'ajouter sur nos tables, non seulement pour la réjouissance des yeux mais également pour leur apport nutritif.

Voyons, entre au-
tres, la romaine, la
Boston, la chicorée, le
raddichio, la scarole,
la bette à carde, le
cresson et le pissenlit.

Description

* La romaine : laitue
  allongée et crous-
  tillante, on l'utilise
  dans la salade
  César.

* La Boston : laitue
  légèrement pom-
  mée aux feuilles
  tendres, de texture
  et de saveur très
  douces.

* La chicorée : de la
  même famille que
  les endives et la

scarole, ses feuilles sont étroites, dentelées et d'un vert intense. Sa saveur est un peu amère.

- Le raddichio : variété de chicorée rouge très populaire en Italie, il a l'aspect d'un petit chou rouge, aux feuilles plus souples qui rehaussent à merveille la saveur et la couleur de plusieurs plats.

- La scarole : verdure pommée aux feuilles larges et ondulées, sa saveur est douce et appréciée.

- La bette à carde : cousine de la betterave, elle produit de longues feuilles vertes attachées à de longues tiges blanches ou rouges selon la variété. Elle se mange crue ou cuite : les feuilles comme les épinards et les tiges comme le céleri. Elle nous régale du début de l'été jusqu'aux premières neiges sans monter en graine, contrairement à l'épinard. Cultivez-la dans votre jardin.

- Le cresson : plante herbacée de la famille des crucifères, il est constitué de petites feuilles arrondies d'un beau vert foncé, montées sur une tige. Le cresson de fontaine est le plus populaire et se conserve «les pieds dans l'eau». Cette plante doit être consommée régulièrement pour sa valeur nutritive (vitamines A et C), ses vertus médicinales (diurétique, antianémique…) et sa saveur relevée.

- Le pissenlit pousse en rosace un peu partout. Au lieu d'essayer de le faire disparaître à grand coup d'herbicides, ce qui contribue à la pollution, mangeons ses jeunes feuilles dentelées, nutritives et offertes gratuitement! Consommer les jeunes feuilles avant la formation des fleurs. Le pissenlit se mange cru ou cuit. Il exerce une action régénératrice sur le foie.

Achat et conservation

• Critères d'achat : fraîcheur et couleur.

• Les verdures se conservent bien au réfrigérateur dans un contenant hermétique.

Valeur nutritive

• Elles sont riches en vitamines A et C, en minéraux et en fibres. **Plus elles sont vertes, plus elles sont nutritives!**

• Riches en eau, elles sont très peu calorifiques.

Préparation

• Laver soigneusement les feuilles à l'eau froide et les essorer parfaitement.

• Ne pas couper les verdures, car cela accélère le brunissement. Servir les feuilles entières ou déchirées à la main au dernier moment.

• Garder au réfrigérateur jusqu'au moment de servir. Toujours éviter les attentes à la température de la pièce et à l'air.

• Arroser de sauce à salade à la toute dernière minute.

Utilisation

• Les verdures doivent être servies surtout crues, en salade, pour garder le maximum de fraîcheur et de valeur nutritive.

   Que la verdure soit de tous les menus! L'hiver, utiliser les germes à profusion.

- Combiner 2 ou 3 variétés pour obtenir une salade surprenante.

- Elles peuvent aussi se manger cuites, ajoutées au potage.

- La meilleure sauce est la plus simple : huile et citron.

SALSIFIS

Description

- Ce légume-racine ressemble à une carotte.

- Sa pelure est brunâtre, sa chair blanchâtre. Il existe aussi du salsifis noir (scorsonère).

- Populaire en Europe, on le retrouve de plus en plus dans nos marchés.

- C'est un légume à la texture et au goût délicats.

Achat et conservation

- Le choisir ferme.

- Le conserver au réfrigérateur dans un sac ou un récipient de plastique pendant 3 à 4 jours.

Valeur nutritive

- Le salsifis contient un peu de protéines et de glucides complexes (amidon).

- C'est une bonne source de vitamine C, de calcium et de potassium.

Préparation

- Laver et brosser soigneusement.

- La chair blanche du salsifis noircit aussitôt exposée à l'air. S'il est déjà pelé ou coupé, l'arroser de jus de citron avant de l'apprêter.

- Le peler après la cuisson.

Utilisation

- Il se mange surtout cuit, car la cuisson le rend encore plus savoureux.

- Cuire à la vapeur, au four, faire sauter ou incorporer à une soupe. Il se cuit et se sert comme la carotte.

77

Comment faire aimer les légumes aux enfants?

1er Offrez-leur différents légumes en collation, joliment découpés et présentés.

Si vous leur demandez : «Voulez-vous du navet mes p'tits choux?», vous récolterez sûrement un refus. Toutefois, si vous présentez des bâtonnets de navet et des lanières de choux disposés en forme de soleil, vous avez des chances qu'ils y goûtent.

2e Faites-les participer à l'élaboration de la salade. Ils y goûteront en la préparant et la reconnaîtront au repas.

3e Servez les crudités en trempette ou en salade dans un petit bol au début du repas. Les enfants aiment la fraîcheur et les couleurs!

4e Servez les légumes d'accompagnement cuits «croquants». Le jus de citron sur les légumes verts est une aide précieuse.

5e Quand vous essayez un nouveau légume, demandez à vos enfants de le goûter avec beaucoup d'attention et de vous donner leur avis de connaisseur.

6e Parlez-leur de l'importance des légumes comme sources de vitamines et de minéraux, ces petites clés qui ouvrent toutes les possibilités de la croissance.

7e Si vous n'avez toujours pas de succès, il vous reste le mélangeur, ce complice qui vous permet de passer incognito certains légumes.

Ces conseils valent aussi pour tous les grands qui n'ont pas encore appris à aimer les bons légumes. Notre attitude face à la nourriture influence les enfants, pensons-y!

Bibliographie

- Brody, J., *Jane Brody's Good Food Book* , Bantam Books, New York, 1985

- Creff, A.-F. et Bérard, L., *Dictionnaire de la Nouvelle Diététique*, Robert Laffont, Paris, 1984

- Editors of Organic Gardening, *Unusual Vegetable,* Rodale Press, Emmaus, États-Unis, 1978

- Editors of the East West Journal, *Shopper's Guide to Natural Foods,* Avery Publishing Group Inc., New York, 1987

- Maurel, Rosie, *Dictionnaire des aliments,* La Table Ronde, Paris, 1960

- Monette, Solange, *Dictionnaire encyclopédique des aliments,* Québec/Amérique, Montréal, 1989

- Morash, Marian, *The Victory Garden Cookbook,* Knopl, New York, 1982

- Robertson, L., Flinders, C. and Ruppenthal, B., *The New Laurel's Kitchen,* 10 Speed Press, Berkeley, États-Unis, 1986

- Watt, B. and Merrill, A., *Handbook Of The Nutritional Contents Of Foods,* Dover Publications inc., New York, États-Unis, 1975

- Yudkin, J., *Dictionnaire de l'alimentation,* Robert Laffont, Paris, 1988

CHAPITRE 5

Les algues, une des richesses de la mer

Le mot algue évoque :

si nous sommes informés à leur sujet :

- des formes ondulantes, sources de vie,
- des plantes aquatiques et nutritives, capables de photosynthèse,
- un réservoir immense et peu exploité de ressources alimentaires.

Sinon, nous pourrions penser à :

- des masses visqueuses et enchevêtrées dégageant des odeurs fortes, qui inspirent plus souvent de la répulsion que de l'attirance lorsque nous les foulons du pied au bord de la mer…

N'est-ce pas que notre vision des choses change selon l'information que nous en avons?

Il est vrai qu'en Occident, les algues ne font pas partie de nos traditions alimentaires et que la seule idée de les intégrer au menu en fait sursauter plusieurs. Par contre, nous pouvons heureusement noter qu'aujourd'hui, les gens sortent beaucoup plus facilement des sentiers battus et **osent goûter** à de nouveaux mets. Bravo!

Apprenons donc à les connaître et, pourquoi pas, à les manger!

Où vivent les algues?

- Les algues vivent essentiellement de l'eau et du soleil.

- Celles que nous consommons viennent de la mer ou de lacs d'eau douce. Elles y vivent fixées à un rocher ou flottent à différentes profondeurs.

Quelles sont leurs particularités?

- Elles n'ont pas, contrairement aux plantes terrestres, de tissus différenciés : racines, tiges, feuilles, fleurs, fruits et graines. Leur structure est très simple, faite d'un même tissu appelé thalle.

- Elles vivent en colonie et se distinguent par :

  - leur forme : courte ou allongée, en laitue, en grappe, en lame, etc...
  - leur texture : tendre ou croquante,
  - leur couleur : verte, brune, bleu-vert et... il y en a aussi des rouges!
  - leur goût : plus ou moins prononcé.

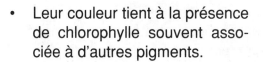

- Leur couleur tient à la présence de chlorophylle souvent associée à d'autres pigments.

- En botanique, elles sont classées selon leur couleur : verte, brune, rouge ou bleue.

- On leur attribue plusieurs propriétés médicinales.

  Les algues, un domaine fascinant à étudier et à découvrir!

DESCRIPTION

Les algues marines

Véritables légumes de mer, leur couleur varie généralement en fonction de la profondeur à laquelle elles vivent.

83

- Les algues vertes : laitue de mer, nori.
- Les algues brunes : aramé, hijiki, kombu, wakamé.
- Les algues rouges : agar et carragheen (extraits), dulse.

Les algues d'eau douce (microalgues) se divisent ainsi :

- Les algues vertes : chlorelle.
- Les algues bleu-vert : AFA (super blue green), spiruline.

NOTE : Ne sont décrites ici que les algues commercialisées pour notre alimentation.

ACHAT ET CONSERVATION

- Les algues se vendent séchées, en morceaux, en poudre, en capsules ou en comprimés.

- Les algues demeurent des aliments, même lorsqu'elles sont vendues sous forme de poudre. Elles ne sont pas transformées.

- Elles se conservent dans des contenants de verre à l'abri de la lumière, car elles se décolorent facilement, et à l'abri de l'humidité.

- Les algues en poudre (comprimés ou capsules) se conservent au réfrigérateur.

VALEUR NUTRITIVE

Les algues possèdent une valeur nutritive indéniable... encore faut-il en manger!!

Minéraux et oligo-éléments

- Leur principal intérêt réside dans leur richesse en minéraux, en oligo-éléments et en vitamines qui se répartissent sur toute leur surface.

- Elles constituent une bonne source de calcium, de magnésium, de fer, de phosphore, de sodium et de potassium.

- Les algues marines sont une excellente source d'iode (surtout les brunes) et d'autres oligo-éléments tels que le cuivre, le zinc, le cobalt...

- La teneur en calcium de certaines algues est spécialement intéressante, surtout lorsque les produits laitiers sont absents de l'alimentation. Toutefois, il faut considérer l'apport de calcium par portion. Pour cela, consulter le tableau aux pages suivantes.

NOTE : les oligo-éléments sont des minéraux essentiels à la santé, mais nécessaires en très faible quantité.

Vitamines

- Les algues sont une source très intéressante de vitamines A, C et plusieurs vitamines B; elles contiennent aussi un peu de provitamine D.

Protéines

- Elles sont une excellente source de protéines : 5 à 23 % dans les algues de mer et 55 à 71 % dans les microalgues.

- La qualité de leurs protéines s'avère excellente et elles sont hautement digestibles (75 %).

Glucides

- La teneur des algues en glucides est assez élevée. Cependant, ce sont des glucides complexes (polysaccharides) non assimilables de type mucilage : l'agar-agar, la

| ALGUES MARINES | Poids g | Eau % | Énergie Kcal | Protéines g | Lipides g | Vit. A ÉR |
				Glucides g	Fibre g	Vit. A U.I.
Agar	100 g= 5 t.	20,1	—	2,3 74,6	0,1 0	0 0
Aramé	100 g= 2 1/2 t.	19,3	—	7,5 60,6	0,1 9,8	— 50
Dulse (goémon)	100 g= 3 t.	16,6	—	20 44,2	3,2 1,2	— —
Hijiki	100 g= 1 1/4 t.	16,8	—	5,6 42,8	0,8 13	— 150
Kombu	100 g= 3 t.	14,7	—	7,3 54,9	1,1 3	— 430
Nori	100 g= 40 feuilles	11,4	—	35,6 44,3	0,7 4,7	— 11,000
Wakamé	100 g= 2 1/2 t.	16	—	12,7 51,4	1,5 3,6	— 140

Légende :   0   teneur nulle ou trop petite pour être pondérable
—   abscence de données fiables
*   données non disponibles
ÉR   équivalent rétinol
U.I.   unité internationale

Thiamine mg B1 / Riboflavine mg B2	Niacine.p mg / niacine.t ÉN	B6 mg / B12 mg	Folacine mcg / Vit. C mg	Magnésium mg / Vit. E U.I.	Calcium mg / Phosphore mg	Fer mg / Iode mg	Potassium mg / Sodium mg
0	0		—	—	400	5	*
0	—		0	0	8	0,2	—
0,02	0			—	1,170	12	3,900
0,20	—		0	—	150		—
—				220	296	150	8,060
0,5	—		24	—	267	8	2,100
0,01	4			—	1,400	29	14,700
0,20	—		0	—	56	40	—
0,08	1,8			—	1,400	29	14,700
0,32	—	1,0	11	—	150	76,2	2,500
0,25	10			—	260	12	*
1,24	—	0,7	20	—	510	0,5	600
0,11	10			—	1,300	13	6,800
0,14	—	0,6	15	—	260	7,9	2,500

Sources : US Department of Agriculture et Japan Nutritionist Association.
Kushi, Michio, *The Book of Macrobiotics,* 1987, p. 308-318

carragheen, l'alginine en font partie. À cause de cette caractéristique, les algues sont peu calorifiques.

Lipides

*   Leur teneur en matières grasses est basse. Celles-ci se composent surtout de l'acide oléique et d'un peu de lécithine.

De plus, les algues sont :

*   Une source de chlorophylle très appréciable. Pensons à les ajouter au menu, surtout l'hiver.

*   Alcalinisantes, c'est-à-dire que lors de leur métabolisme, elles libèrent des résidus alcalins qui aident à conserver l'équilibre acido-basique de l'organisme.

*   Elles possèdent plusieurs propriétés bénéfiques : elles préviennent l'hyperthyroïdie grâce à leur teneur en iode, la constipation grâce aux fibres, les intoxications, l'excès de poids, etc.

UTILISATION

*   Les algues sont vendues déshydratées pour permettre une meilleure conservation.

*   Toutes les algues, sauf le nori, doivent être rincées et trempées 15 minutes dans l'eau pour enlever l'excès de sel et les corps étrangers.

*   L'utilisation la plus simple, la plus logique et la plus appropriée pour les consommer, après les avoir lavées et trempées, est d'en intégrer une petite quantité, 30 à

45 mL (2 à 3 c. à s.), au menu du jour. Les servir en accompagnement, dans la salade ou dans un mets à base de céréales. Elles sont aussi consommées réhydratées, crues ou cuites.

- Toutes les algues sont très faciles à apprêter. La résistance à les intégrer au menu provient de la difficulté à changer les goûts et les habitudes formés dès l'enfance. Donc, les consommer en petite quantité, quelques fois par semaine, afin d'y prendre goût et de s'habituer à les voir sur notre table.

- Les poudres d'algues ajoutent des minéraux et de la saveur à tous nos plats. C'est un assaisonnement à découvrir! D'ailleurs, toutes les algues peuvent servir d'assaisonnement : simplement les rincer, les sécher au four et les moudre. On peut les préparer soi-même ou se les procurer dans les magasins d'aliments naturels.

- La saveur de la majorité des algues est délicate.

- L'eau de trempage ou de cuisson peut être réutilisée dans les soupes, les sauces, etc.

- Les algues servent aussi d'engrais en agriculture, elles sont largement utilisées pour les soins du corps (grâce à leurs propriétés minéralisantes et nettoyantes), comme additifs alimentaires (pour leurs propriétés gélifiantes) et comme fixatif et gélifiant dans l'industrie des pâtes et papier et en photographie.

Peut-on consommer toutes les algues?

- Il existe des milliers de variétés d'algues, mais il n'y en aurait qu'une cinquantaine qui soient agréables à consommer. Cependant, il n'existe pas d'algues marines toxiques.

- Depuis les temps les plus anciens, les peuples vivant près de la mer et des lacs consomment des algues dans leur alimentation : Chinois, Japonais, Coréens, Irlandais, Écossais, Inuits…

- Ici, nous consommons surtout les algues japonaises : le nori, l'hijiki, l'aramé, le wakamé, le kombu, l'agar.

  Cependant, de nouvelles variétés sont commercialisées : la dulse (goémon) du Nouveau-Brunswick et le kombu du Maine. À quand celles de la Gaspésie ou des Îles de la Madeleine?

- La place des algues dans l'alimentation nord-américaine reste marginale. Elles sont utilisées plutôt comme additif et comme supplément alimentaire. Comme aliment, elles sont consommées surtout par les macrobiotiques.

- Les Japonais produisent, consomment et exportent le plus grand nombre de variétés.

SAVIEZ-VOUS QUE :

- Tous les Québécois mangent des algues presque quotidiennement! Comment? Sous forme d'extraits (agar-agar, carragheen) utilisés comme agents gélifiants par l'industrie alimentaire.

- Toutes les algues possèdent de la chlorophylle. Quelquefois, la couleur verte est masquée par d'autres pigments qui leur permettent d'absorber les radiations du soleil à des profondeurs différentes.

- Les algues participent à la production de l'oxygène atmosphérique par le phénomène de la photosynthèse, base de la vie. Elles absorbent du gaz carbonique (CO_2) et rejettent de l'oxygène (O_2). Elles contribuent ainsi à l'assainissement de l'air et de l'eau.

- Elles constituent un aliment de survie, une masse impressionnante disponible et sous-utilisée pour contrer la famine et les déficiences causées par la baisse de la qualité des sols. L'obstacle majeur à leur consommation est constitué par les habitudes alimentaires de chaque peuple qui, comme on l'a maintes fois vérifié, restent très difficiles à modifier.

- Les Japonais attribuent leur longévité, leur vitalité et la beauté de leur chevelure à leur consommation d'algues (5 kg / an / personne).

- Pour augmenter la digestibilité des algues, il vaut mieux en consommer un peu chaque jour, principe qui prévaut pour tout nouvel aliment intégré au menu.

LES ALGUES MARINES

- Les algues brunes : aramé, hijiki, kombu, wakamé.
- Les algues rouges : agar et carragheen (extraits), dulse.
- Les algues vertes : laitue de mer, nori.

LES ALGUES BRUNES

Aramé

- Cette algue brune appartient à la famille des laminaires, comme le kombu et le wakamé.

- Riche en calcium, en potassium, en iode et en protéines, elle est d'une très bonne valeur nutritive.

- Après la récolte, elle est cuite, coupée en fines lanières et séchée. Elle devient noire.

- On la vend en petits filaments. Elle se caractérise par sa tendreté et sa saveur douce.

- On la consomme crue. Après un court trempage de 5 minutes, elle prend l'allure de petites nouilles noires.

- L'aramé est une des algues qu'on apprécie dès le premier essai.

- L'ajouter à la salade et au potage ou comme légume d'accompagnement. Très simple, n'est-ce pas?

Hijiki

- L'hijiki se présente sous la forme d'une tige garnie de plusieurs petits filaments arrondis. Elle pousse en buissons.

- Après la récolte, cette algue est séchée, cuite à la vapeur durant 4 heures, séchée à nouveau puis trempée dans le jus d'aramé et finalement séchée au soleil.

- Séchée, elle ressemble à l'aramé, bien que ses filaments noirs soient ronds plutôt que plats.

- Elle est souvent citée comme étant la plus riche en calcium (1400 mg par 100 g de poids sec). Toutefois, il ne faut pas oublier que 100 grammes d'hijiki équivalent à 310 mL (1 1/4 tasse), et que réhydratée, cette algue augmente de 3 fois son volume.

- Très populaire au Japon, on lui attribue des propriétés rajeunissantes.

- Laver, tremper 20 minutes et consommer crue ou cuite à l'eau ou à la vapeur.

- Elle est d'une saveur semblable à l'aramé, quoique plus prononcée. C'est l'une des algues les plus populaires.

Kombu

- Algue tout en longueur, de la grande famille des laminaires (kelp), elle peut atteindre 6 mètres de hauteur.

- On la trouve en abondance dans les eaux de l'Atlantique Nord (Maine).

- À marée basse, nous les retrouvons sur la plage. Elles ressemblent à de longues et épaisses pâtes à lasagne.

- Elles sont dotées de nombreuses propriétés nutritives et curatives.

- C'est l'algue la plus riche en iode et en mucilage. Cette fibre aide à éliminer les toxines et la constipation.

- Laver, tremper, couper et cuire. Pour cela, voir la section «Recettes».

- Ajoutées aux plats de céréales et aux soupes, elles en accentuent la saveur car elles contiennent de l'acide glutamique, la version naturelle du MGS (monoglutamate de sodium).

- Prendre l'habitude de les ajouter à la cuisson des légumineuses car elles les attendrissent et aident à prévenir la flatulence.

Wakamé

- Elle ressemble à une immense feuille souple dentelée avec une tige épaisse en son centre. Elle peut mesurer 1,5 m de long par 30 cm de large.

- Cette algue est riche en protéines et en calcium.

- Laver, tremper, couper et enlever la tige centrale. Elle se consomme crue ou cuite.

- Sa saveur très délicate en fait de vous un adepte dès le premier essai.

NOTE : Les algues brunes (aramé, hijiki, kombu, wakamé) contiennent des alginates qui aident à éliminer les métaux lourds hors du corps s'il y a lieu. Des tests faits à l'Université McGill de Montréal démontrent que les algues débarrassent l'organisme du strontium-90 radioactif!

LES ALGUES ROUGES

Agar

- On l'extrait à partir d'algues rouges par un procédé qui fait intervenir l'ébullition, la filtration, la congélation et l'évaporation.

- L'agar est une substance mucilagineuse non digérée par les enzymes. Il stimule le transit intestinal et aide à évacuer les toxines hors de l'organisme.

- Il est inodore et insipide. Il renferme de l'iode et d'autres minéraux.

- Il possède des qualités gélifiantes remarquables :

  - il se dissout dans un liquide chaud et gélifie en refroi-
    dissant,
  - il prend en gel sans être réfrigéré,
  - il est possible de fondre et de gélifier plusieurs fois la
    même préparation.

- L'agar sert de substitut à la gélatine animale.

- On l'emploie abondamment dans l'industrie alimentaire
  comme stabilisateur (crème glacée, conserves, yogourt,
  etc.)

- Il sert de milieu de culture microbiologique (appelé gélose)
  dans les laboratoires.

- On le retrouve en poudre (appelé agar-agar), en flocons
  ou en bâtonnets (appelé kanten). Voir la section «Recettes».

Carragheen

- C'est un autre extrait d'algues rouges (mousse d'Irlande).

- Son nom lui vient d'un village côtier d'Irlande où l'algue
  abonde.

- L'industrie alimentaire l'utilise comme émulsifiant, comme
  épaississant et comme gélifiant.

Dulse

- C'est une algue rouge à saveur délicate, aussi appelée
  goémon.

- Elle est riche en fer et en iode.

- La majeure partie de la dulse qu'on trouve sur le marché provient de la côte est du Canada. On la consomme comme des chips au Nouveau-Brunswick.

- Laver, tremper quelques minutes et consommer crue ou cuite. Voir la section «Recettes».
  Sa saveur délicate plaît dès le premier essai.

LES ALGUES VERTES

Nori

- Depuis 300 ans, on le cultive au Japon en eau peu profonde, à l'aide de cadres de bois.

- Récolté et séché sur des claies de bambou, on le comprime ensuite en feuilles minces.

- On le vend en paquet de 10 feuilles.

- Avoir soin de conserver les feuilles de nori à l'abri de l'air pour en préserver la saveur.

- Le nori est l'algue qui possède la plus haute teneur en protéines. Il possède plusieurs vitamines et minéraux.

- Pour cuire une feuille de nori, la griller au-dessus d'une flamme ou d'un élément électrique. Elle devient verte et croquante.

- Émietter et ajouter à vos recettes ou couper en lanières dans les soupes. Le nori sert aussi à la confection de sushi, mets très populaire en Amérique. Voir la section «Recettes».

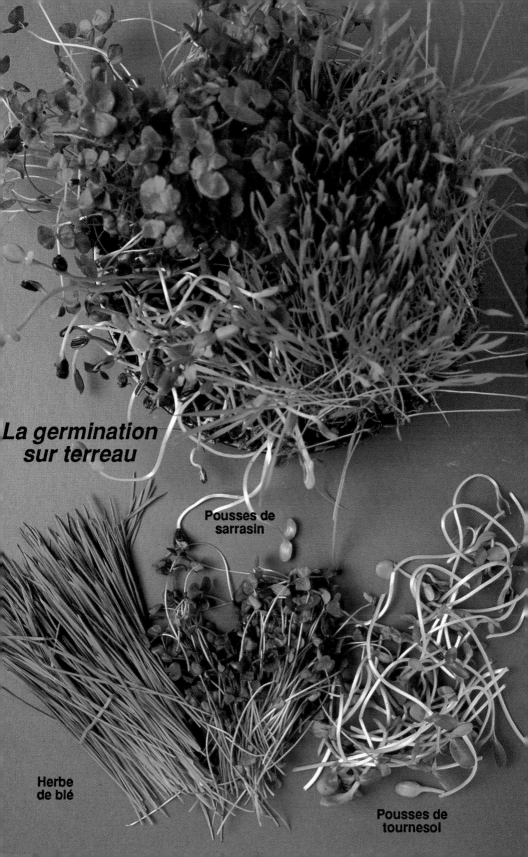

La germination sur terreau

Pousses de sarrasin

Herbe de blé

Pousses de tournesol

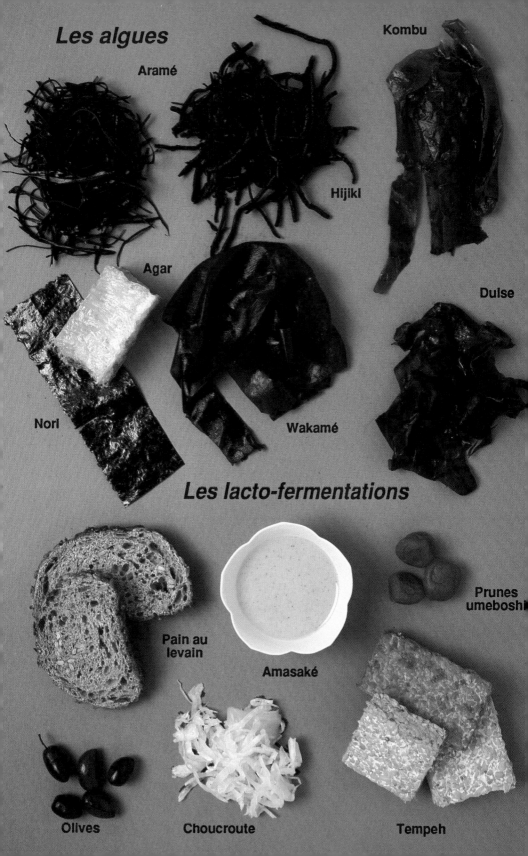

Les algues

Aramé

Kombu

Hijiki

Agar

Dulse

Nori

Wakamé

Les lacto-fermentations

Pain au
levain

Amasaké

Prunes
umeboshi

Olives

Choucroute

Tempeh

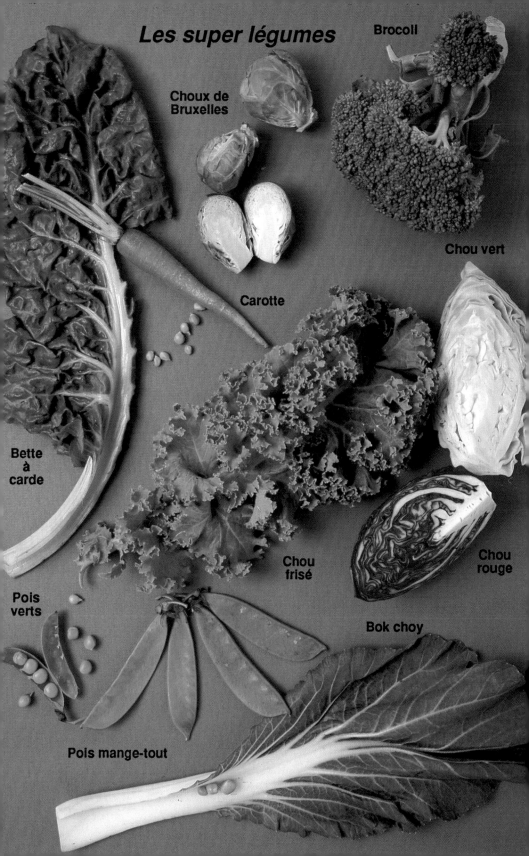

Les super légumes

Brocoli

Choux de Bruxelles

Chou vert

Carotte

Bette à carde

Chou frisé

Chou rouge

Pois verts

Bok choy

Pois mange-tout

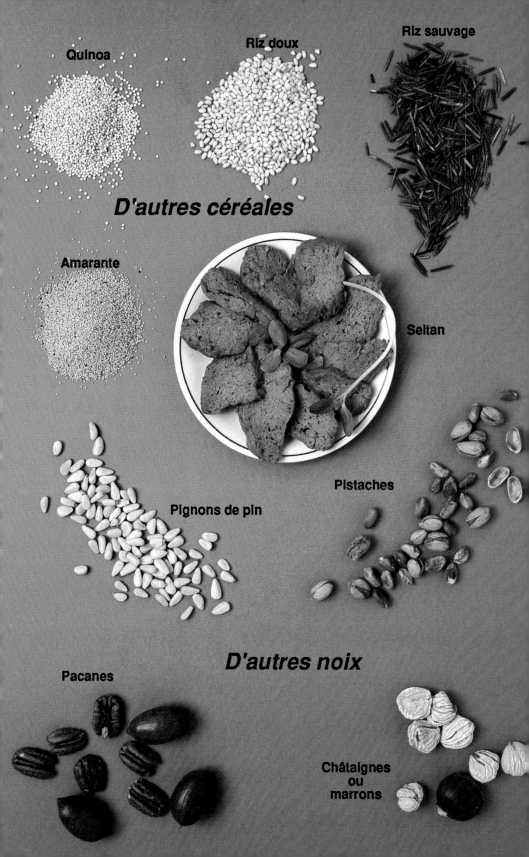

Quinoa

Riz doux

Riz sauvage

D'autres céréales

Amarante

Seitan

Pignons de pin

Pistaches

D'autres noix

Pacanes

Châtaignes
ou
marrons

- Une autre variété est également disponible, l'ao-nori, sous forme de petits flocons verts prêts à utiliser comme les fines herbes. À essayer!

LES ALGUES D'EAU DOUCE

- Les algues vertes : chlorelle
- Les algues bleu-vert : spiruline et AFA

- Les algues microscopiques font partie du premier maillon de la chaîne alimentaire (le phytoplancton). Elles sont à la base de l'évolution des organismes vivants.

- On les retrouve à l'état naturel dans de grands lacs alcalins (c'est-à-dire riches en certains minéraux) en Afrique, aux États-Unis, au Mexique et au Japon. On fait également la culture des algues chlorelle et spiruline.

Valeur nutritive

Toutes les microalgues ont la réputation d'être très nutritives.

- D'une teneur exceptionnelle en protéines (55 à 71 %), elles se digèrent et s'assimilent très facilement. Elles possèdent les 8 acides aminés essentiels.

- Excellentes sources de chlorophylle, ceci leur confère des propriétés nettoyantes et régénératrices.

- Riches en minéraux (calcium, phosphore...), en oligo-éléments (fer, sélénium, chrome...) et en vitamines (A, C, B, dont la B_{12}), elles ne contiennent cependant pas d'iode. Comme source d'iode, utiliser les algues marines.

- Leurs gras sont polyinsaturés et renferment l'acide gamma-linolénique, précurseur des prostaglandines.

Chlorelle

- Cette algue verte est constituée d'une seule cellule renfermant un noyau. Elle vit surtout en eau douce.

- On la cultive et on la consomme surtout au Japon.

- Sa membrane cellulaire est composée d'une enveloppe de cellulose qui se brise difficilement et diminue la digestibilité de cette algue.

- En 1970, une compagnie japonaise a mis au point un procédé appelé Dyno-Mill qui brise la membrane à 95 %, augmentant la digestibilité de l'algue à plus de 80 %. Cependant, ce ne sont pas toutes les compagnies qui utilisent ce procédé. Il est donc recommandé de bien lire les informations sur l'étiquette.

- On retrouve la chlorelle sous forme de comprimés, de capsules ou d'extrait liquide dans les magasins d'aliments naturels.

Spiruline

- Cette algue bleu-vert est pluricellulaire et sans noyau défini.

- Son nom lui vient du fait qu'elle a la forme d'un filament en spirale.

- Elle était autrefois consommée par les Aztèques qui en faisaient la récolte sur le lac Texcoco; les indigènes

Kanenbous du Tchad la consomment encore aujourd'hui, saupoudrée sur leurs céréales. On l'utilise comme supplément alimentaire.

- La spiruline commercialisée est cultivée soit au Mexique, soit à Hawaï.

- On la retrouve sous forme de poudre ou de comprimés dans les magasins d'aliments naturels.

Super blue green

- Son véritable nom est Aphanizomenon Flos-Aqua (AFA), super blue green pour les intimes.

- C'est la seule algue à n'être pas cultivée. Elle est récoltée à l'état naturel au lac Klamath en Oregon, aux États-Unis.

- Elle est la dernière venue sur le marché (au Québec, elle n'est disponible que depuis 1988).

- La membrane cellulaire des algues bleu-vert (spiruline et super blue green) est constituée d'acides aminés et de glucides complexes et non de cellulose, ce qui les rend hautement assimilables.

- On retrouve la super blue green sous forme de poudre, de capsules ou d'extrait liquide, vendue par des distributeurs indépendants.

LES ALGUES ET LA POLLUTION

- Les algues et les microalgues sont très sensibles à leur environnement. Elles ont la capacité de capter et de concentrer les résidus des métaux lourds.

- On leur attribue depuis longtemps la capacité de se lier aux éléments toxiques présents dans notre intestin (dont les métaux lourds) et de les rejeter à l'extérieur de notre corps.

Que penser des algues dans leur milieu naturel? Il existe peu de documentation concernant le degré de pollution des algues. Quelques tests faits aux États-Unis révèlent des taux de concentration de métaux lourds inférieurs aux normes à respecter. Il SEMBLE donc qu'il n'y ait aucune contre-indication à consommer les algues importées du Japon ou d'ailleurs.

FAITS À CONSIDÉRER :

- Les algues étant au début de la chaîne alimentaire, les polluants y sont moins concentrés.

- Les algues étant capables de photosynthèse, elles produisent l'oxygène nécessaire aux bactéries pour décomposer les substances polluantes.

- Les propriétés mucilagineuses des algues empêcheraient les toxines d'être absorbées au niveau de l'intestin. De plus, des études conduites par une équipe de chercheurs de l'Université McGill de Montréal démontre que l'acide alginique contenu dans les algues brunes a la propriété de se lier dans l'intestin à certains ions métalliques (strontium, baryum, cadmium, zinc) et à les rendre insolubles.

- Les algues japonaises sont souvent cultivées le long du littoral ou récoltées en haute mer, surtout au nord de l'île Hokkaïdo, là où la pollution est moins importante.

- Des études démontrent que dans les algues, le taux de pollution par les résidus de métaux lourds est similaire à celui des légumes et inférieur à celui des poissons.

Toutes ces questions concernant la possibilité de contamination des algues par les polluants de la mer mérite des recherches plus poussées.

EN CONCLUSION

Un fait est certain : il faudrait utiliser tout notre potentiel humain pour arrêter la pollution des mers... et des sols.

De plus en plus, on se tourne vers la mer et ses algues après avoir épuisé la terre. Il est à souhaiter que nous saurons, dans l'avenir, mieux gérer cette abondance.

MATIÈRE À RÉFLEXION

Il n'existe pas d'aliment miracle. Toutefois, il est indéniable que l'exploitation du potentiel nutritif des algues de mer et d'eau douce, dans les cas de famine et de malnutrition, mérite d'être considérée même si elle n'en est qu'à ses premiers balbutiements.

Une richesse flotte sur la mer et sur les lacs. L'expansion démographique, l'appauvrissement des sols et la désertification nous obligeront peut-être à y puiser éléments nutritifs et vitalité.

Pour le moment, nous, les Nords-Américains, jouissons du privilège de les ajouter à nos menus en guise d'exotisme et de supplément alimentaire.

Bon appétit!

Bibliographie

- Arasaki, S. et T., *Les légumes de mer,* Guy Trédaniel Éditeur, Paris, 1985

- Binding, G.J. and Mayle, A., *About kelp,* Thorsons, Grande Bretagne, 1984

- Boivert, C., *Les jardins de la mer,* Terre vivante, Paris, 1988

- Bradford, P. and M., *Cooking with Sea Vegetables,* Thorsons Publishing Group, New York, 1987

- Editors of the East West journal, *Shopper's Guide to natural foods,* Avery Publishing Group Inc., New York, 1987

- Kagemori, T., *Cuisine Japonaise Naturelle,* Tsuki, Montréal, 1988

- Madlener, J.-C., *The Sea Vegetable Book,* Potter, New York, 1977

- Steenblock, D., *Chlorella,* Aging Research Institute, Californie, 1987

- Switzer, L., *Spirulina: The Whole Food Evolution,* A Bantam Books, New York, 1982

102

CHAPITRE 6

D'autres céréales

Les céréales représentent la culture prédominante pour l'être humain. De tout temps, elles lui ont fourni une nourriture adaptée à ses besoins. De nos jours, elles continuent de soutenir la majorité des peuples. Cependant, dans les pays très industrialisés, là où la consommation de céréales a régressé au profit de celle des produits carnés, les conséquences d'un tel changement sur la santé et l'écologie en font réfléchir plus d'un! Heureusement, l'utilisation des céréales entières tend à regagner du terrain.

Au Québec, si la consommation de céréales complètes gagne des adeptes, c'est qu'on reconnaît de plus en plus :

- la supériorité nutritive du grain entier sur le grain raffiné,
- le lien qui existe entre les aliments et notre état de santé physique, émotionnelle et même spirituelle.

Ces raisons, et plusieurs autres semées tout au long de ce livre, font que de plus en plus de personnes diminuent ou abandonnent les produits animaux et optent pour une alimentation à base de céréales et d'autres produits végétaux.

Dans le Tome 1, nous avons découvert et apprécié la valeur nutritive des principales variétés de céréales et leurs utilisations dans la cuisine. Présentons maintenant les deux «petites dernières» arrivées sur le marché de l'alimentation naturelle : le quinoa et l'amarante, appelés «supergrains».

LE QUINOA

Description

*   Plante originaire de la région des Andes en Amérique du Sud (Chili, Pérou), elle y est cultivée depuis 5000 ans.

*   Les Incas l'avaient en très haute estime et l'appelaient *le grain mère.*

*   Cette plante fantastique à haut rendement qualitatif et quantitatif refait surface en Amérique du Sud avec tout le respect qu'on lui doit. Sa culture avait décliné depuis la conquête des Espagnols (1532) qui en avaient interdit l'usage, car le quinoa était l'aliment rattaché aux divinités des Incas.

*   En Amérique du Nord, le quinoa est vendu dans le réseau des aliments naturels depuis tout récemment. En effet, ce sont deux Américains (S. Gorad et D. McKinley) qui décidèrent en 1982 d'implanter sa culture dans les hautes montagnes du Colorado afin d'apporter un nouveau pro-

duit dans ces lieux difficiles à cultiver et de promouvoir ce grain en Amérique du Nord. Cet intérêt des Américains envers le quinoa a revalorisé et accru sa culture en Amérique du Sud.

À savoir :

- Utilisé comme une céréale, le quinoa n'en est point une. En botanique, cette plante est une graine (fruit) classée dans la famille des chénopodiacées, comme l'épinard!

- C'est un tout petit grain jaune, rond et aplati entouré de son germe blanc. Il en existe de multiples variétés : des rouges, des roses, des bleus.

- Cuit, il devient translucide, ne colle pas et il est tout simplement savoureux!

- Un produit de remplacement très intéressant pour les personnes allergiques au blé ou à d'autres céréales, car il ne contient pas de gluten.

Valeur nutritive

Le quinoa est une plante magnifique de 1 à 2 mètres de hauteur produisant une multitude de grains minuscules. Sa valeur nutritive n'a d'égale que sa beauté!

- De très bonne teneur en protéines (14 %), il surpasse sur ce plan les autres céréales à l'exception du blé.

- Contrairement aux autres céréales, le quinoa contient de la lysine (acide aminé limitant des céréales), ce qui lui confère une meilleure qualité de protéines.

- Il contient également de la méthionine et de la cystine (acides aminés limitant des légumineuses), ce qui en fait un excellent complément pour les légumineuses, pour les noix et pour les graines.

- Ses acides gras sont surtout polyinsaturés.

- Excellente source de vitamines B, le quinoa possède une teneur exceptionnelle en B_1 (thiamine) et en B_6 (pyridoxine), cette dernière étant considérée comme très utile contre les effets des irradiations diverses.

- Sa teneur en vitamine E (antioxydant) aide à prévenir les dommages cellulaires dûs aux radicaux libres.

- Bonne source de minéraux, il contient du calcium, du phosphore, du fer et du sélénium.

- C'est également une bonne source de fibres qui, en accélérant le transit intestinal, assurent une élimination rapide de nos toxines.

- Le germe du quinoa encercle tout le grain et représente un gage de vitalité remarquable.

Achat et conservation

- Le quinoa est un petit grain qu'on peut se procurer dans les magasins d'aliments naturels.

- À conserver dans un pot en verre ou dans un contenant hermétique, au frais et à l'abri de la lumière. Le quinoa se garde bien plusieurs mois.

Utilisation

- Les grains de quinoa sont naturellement recouverts d'une substance moussante appelée saponine. Cette substance sert d'insecticide naturel pour la plante. On l'élimine par lavage ou mécaniquement.

- Les grains de quinoa vendus sur le marché ont déjà été débarrassés de la saponine, toutefois il est conseillé de bien les rincer avant de les utiliser.

- Cuisson : cuire le quinoa 15 minutes dans 2 fois son volume d'eau portée à ébullition. Il ne colle pas et sa texture fondante plaît beaucoup. Il dégage une agréable odeur de noisette et, de plus, il est délicieux! Toutes ces caractéristiques le rendent très populaire.

- Servir le quinoa dans les soupes minute, apprêté en céréales du matin, en remplacement de la semoule et du boulghour, dans les salades, en croquettes, comme plat d'accompagnement, etc.

- Moulu en farine, il entre dans la confection du pain, des biscuits, des gaufres et des muffins. Mais ne contenant pas de gluten, il ne peut être utilisé seul pour la confection du pain.

- Germé, il devient un excellent atout pour notre santé car sa valeur nutritive se trouve augmentée.

- En Amérique du Sud, cette plante annuelle est entièrement utilisée :
  - la tige comme combustible,
  - les feuilles comme légumes ou comme aliment pour les animaux,

- les grains cuits, germés ou en farine pour l'alimentation humaine,
- même la saponine recueillie lors du lavage des grains est utilisée comme shampoing.
Une gestion écologique exemplaire!

À essayer au plus tôt : une heureuse découverte ! Introduire le quinoa dans nos habitudes, un défi? Non! Plutôt un privilège! Je vous le souhaite.

NUTRITIVE - À CUISSON RAPIDE - DÉLICIEUSE
LA CÉRÉALE DE L'AVENIR. Qui dit mieux?

L'AMARANTE

Description

• Un des aliments les plus anciens en Amérique, cette plante, originaire d'Amérique Centrale, y est cultivée autant pour ses grains que pour ses feuilles.

• Nourriture sacrée des Aztèques au Mexique, ceux-ci en firent la culture intensive jusqu'au XVIe siècle, époque de la conquête par les Espagnols qui en défendirent l'usage afin de déstabiliser leurs ennemis.

• On a continué à la cultiver dans certaines vallées isolées et aujourd'hui, son utilisation redevient populaire.

• Ici, l'amarante est apparue sur le marché en même temps que le quinoa. Les recherches sur cette plante et sur sa commercialisation furent initiées par le Centre Rodale près d'Emmaus en Pennsylvanie.

- La beauté de cette plante mesurant 1 mètre de hauteur est due à ses feuilles, à ses tiges et à ses fleurs très colorées : du vert, du rouge, du pourpre et du doré brillants qui irradient la vitalité de ses grains disposés en épis compacts.

Valeur nutritive

- La valeur nutritive de l'amarante est aussi extraordinaire que celle du quinoa.

- Sa teneur en protéines est un peu plus élevée (18 %) et ses protéines s'avèrent de très haute qualité : elles contiennent 2 fois plus de lysine que le blé et 3 fois plus que le maïs. Sa qualité protéique se rapproche de celle du lait.

Utilisation

- Lorsqu'on les chauffe à sec, les grains gonflent et peuvent se manger tels quels, en collation ou comme céréale soufflée.

- Au Mexique, on retrouve encore un dessert ou une collation fait de grains soufflés et de miel servi sous forme de galette épaisse nommée *alegría* («joie» en français).

- Cuite, l'amarante donne une céréale chaude réconfortante et nourrissante pour les matins d'hiver.

- La farine d'amarante apporte saveur de noisette et éléments nutritifs aux biscuits, aux gaufres et aux chapatis. Pour faire du pain, on doit utiliser de la farine de blé car l'amarante ne renferme pas de gluten.

Pourquoi place-t-on tant d'espoir dans ces grains?

- Le quinoa et l'amarante sont des plantes peu exigeantes qui poussent en haute altitude et peuvent supporter un manque d'eau et des températures extrêmes.

- Elles s'accommodent d'un terrain pauvre et sablonneux.

- Grâce à leur valeur nutritive exceptionnelle, à leur résistance, à leur capacité d'adaptation et à leur rendement, ces «supergrains» pourraient s'avérer être un potentiel fantastique pour les régions semi-arides et arides où la famine, l'explosion démographique et la dépendance envers les cultures choisies par les multinationales cohabitent.

- On les appelle les «grains de la survivance» et ils pourraient contribuer à l'autosuffisance alimentaire de plusieurs peuples.

- Vous jardinez? Allez-y, essayez les «supergrains»! Semez-les très tôt au printemps.

SAVIEZ-VOUS QUE :

- 4 variétés de grains utilisés comme des céréales n'en sont pas. Il s'agit de l'amarante, du quinoa, du riz sauvage et du sarrasin. Ils appartiennent à d'autres familles botaniques mais sont consommés comme des céréales depuis fort longtemps car leur valeur nutritive est semblable.

- Il est permis de s'émerveiller devant les «supergrains», sachant qu'un plant de quinoa peut produire 100 000 nouveaux grains et qu'un minuscule grain d'amarante produit un plant qui donne en moyenne 500 000 grains.

- Le mot *céréale* nous vient des Romains dont la déesse Cérès «veillait au grain».

- Chez les Grecs, la déesse de l'agriculture était Demeter, d'où le nom de l'organisme qui certifie les produits de culture BIO-dynamique au Québec.

- Le Dr. Juane Johnson de l'Université du Colorado a déclaré : «Si je devais choisir un seul aliment pour survivre, je choisirais le quinoa».

- Ces «supergrains» apportent VARIÉTÉ et VALEUR NUTRITIVE à nos menus.

- Chacun de nous pouvons inciter quelqu'un de notre entourage à ne consommer que des grains entiers (céréales, farine, pain...). Pour la santé, mangeons entier!

Bibliographie

- Barrett, M., "The new Old Grains", in *Vegetables Times,* January 1986

- Monette, S., *Dictionnaire encyclopédique des aliments,* Québec/Amérique, Montréal, 1989

- National Research Council Staff, *Amaranth: Modern Prospects for an Ancient Crop,* Rodale Press Inc., États-Unis, 1985

- Rodale, R., "Amaranth is coming back", in *Organic Gardening,* January 1985

- Smolowe, Jedamus and Smith, "A second Look at Supergrains", in *Newsweek,* 1984

- Wood, R., *Quinoa The Supergrain,* Japan Publications, Inc., États-Unis, 1989

CHAPITRE 7

Le seitan

De plus en plus de gens prennent conscience des conséquences liées aux excès de consommation de viande sur la
santé de l'individu, des animaux et de la planète. L'apparition
du seitan au menu, comme source de protéines végétales,
réduit l'apport en matières grasses et en calories tout en
prodiguant satisfaction et variété.

Qu'est-ce que le seitan?

- C'est un aliment préparé à partir des protéines extraites
du blé, appelées gluten. Ce dernier a des propriétés élas-
tiques que d'autres protéines n'ont pas. On utilise la farine
de blé dur (farine à pain) comme source de gluten, car le
blé dur en est la céréale la plus riche.

  NOTE : la farine de blé mou ou à pâtisserie et la farine des
autres céréales ne contiennent pas suffisamment de
gluten pour servir à préparer le seitan.

- Le gluten devient du seitan une fois cuit dans la sauce
soya.

- Originaire de la Chine, le mot *seitan* nous vient, quant à lui, des Japonais qui le préparent depuis des millénaires.

- Son utilisation en Occident est surtout concentrée chez les adeptes de l'alimentation naturelle.

- Il est facile de le préparer chez soi mais on le vend également dans les magasins d'aliments naturels.

- Sa texture ferme et élastique rappelle celle de la viande. Cette caractéristique le rend populaire dans les menus de transition, c'est-à-dire lorsqu'on commence à diminuer la consommation de produits animaux. Il s'agit de substituer le seitan à la viande dans les recettes traditionnelles.

- Sa présence rehausse également le menu des végétariens de longue date par sa texture, sa saveur et sa teneur en protéines.

- Le seitan est économique à la préparation et à l'achat, comparativement aux sources de protéines animales.

- C'est facile à préparer, à apprêter, à digérer et... à faire accepter!

VALEUR NUTRITIVE DU SEITAN

- Source concentrée de protéines (18 %), il remplace avantageusement la viande. D'ailleurs, c'est pour cette raison qu'il est très recherché.

- Penser à l'accompagner d'aliments riches en lysine (acide aminé limitant du blé) tels que les légumineuses et les produits laitiers. Exemples : tofu, sauce soya, lait de soya ou produit laitier.

- Fait intéressant à souligner : cette source de protéines ne contient pas de cholestérol ni de gras saturés.

- Sa teneur en gras et en glucides (amidon) est très faible.

- La cuisson dans un bouillon riche en minéraux (algues et sauce soya) en augmente sa teneur naturelle.

- C'est un aliment de qualité, surtout s'il est fabriqué à partir de farine de blé BIOlogique! De la qualité au menu!

ACHAT ET CONSERVATION

- Le seitan se vend en morceaux, prêt à utiliser.

- Il se conserve au réfrigérateur 1 à 2 semaines ou au congélateur 2 à 6 mois.

PRÉPARATION

Comment extraire le gluten?

- Le gluten représente l'ensemble des protéines du blé qui confèrent l'élasticité au pain.

- Il s'agit de séparer les protéines (gluten) du blé des autres composantes de cette céréale, c'est-à-dire l'amidon et le son, en pétrissant la pâte de blé dans un grand bol d'eau. L'amidon passe dans l'eau et le son se dépose au fond.

Le choix de la farine

On peut fabriquer le gluten à partir de:

- la farine de blé dur (à pain) entière (seitan plus tendre, méthode moins rapide),

- la farine de blé dur blanche non blanchie, ce qui signifie que le son a été tamisé au préalable (seitan plus tendre, méthode plus rapide),

- la farine de gluten (seitan moins tendre, méthode plus rapide),

- la combinaison de l'une ou l'autre de ces farines,

et bien sûr, choisissons de la farine BIOlogique!

LA FABRICATION DU GLUTEN

À PARTIR DE LA FARINE DE BLÉ DUR

INGRÉDIENTS :

• Prendre une quantité de farine et la moitié de son volume d'eau.

Ex : 2 litres (8 tasses) de farine de blé dur entière ou tamisée
1 litre (4 tasses) d'eau,
ce qui donne environ 625 mL (2 1/2 tasses) de gluten cru, soit 1 litre (4 tasses) de seitan cuit.
Cette quantité peut être doublée ou réduite, au choix.

MODE DE PRÉPARATION

• Verser l'eau dans un grand bol.

• Ajouter de la farine jusqu'à l'obtention de la consistance d'une soupe épaisse.

Note : si l'on utilise 2 ou 3 variétés de farine, bien les mélanger au préalable.

- Brasser énergiquement avec une cuillère en bois, en ramenant la pâte vers soi tout en décrivant un cercle en sortant la cuillère de la pâte. Cela développe l'élasticité du gluten.

- Ajouter le reste de la farine et former une boule de pâte, comme pour fabriquer du pain.

PÉTRISSAGE

- Ajouter de la farine et de l'eau si nécessaire, afin d'obtenir une pâte qui se manipule bien.
  NOTE : On peut placer le bol directement dans l'évier pour faciliter les opérations.

- Pétrir pendant 10 à 20 minutes, comme pour une pâte à pain (Tome 1, p. 297).
  Tant qu'à faire, pourquoi ne pas pétrir au son de votre musique préférée?

  Note : Le pétrissage permet aux molécules de gluten de s'agglomérer; elles restent ainsi liées lorsque l'amidon se répand dans l'eau. Si l'on escamote cette étape, une très petite quantité de gluten est récupérée et parfois même, pas du tout!

- Couvrir d'eau froide et laisser reposer de 30 minutes à 8 heures. En allongeant le temps de trempage, on raccourcit celui du rinçage, on obtient une texture de seitan plus tendre et on répartit ainsi le temps de fabrication. Excellente idée!

RINÇAGE

C'est à cette étape qu'on sépare le gluten des autres constituants du blé : l'amidon et le son.

NOTE : Si l'on tamise la farine au tout début de la recette ou l'on utilise de la farine blanche non blanchie, on accélère l'opération de rinçage car le son est déjà enlevé.

- Il s'agit de pétrir la pâte dans l'eau afin d'en extraire l'amidon.
  - L'amidon passe dans l'eau qui blanchit.
  - Le son se dépose au fond s'il y a lieu.

- Changer l'eau amidonnée au besoin et la récupérer dans un grand pot. Laisser reposer. Ainsi, vous pourrez utiliser l'amidon (qui se dépose au fond) pour épaissir les sauces et l'eau du dessus, devenue jaune, pour utiliser dans les recettes de soupes, de sauces ou pour faire du pain au levain... Si on ne la récupère pas, c'est l'évier qui l'avale!

- Rincer sous un filet d'eau et laver à nouveau la pâte dans votre bol, jusqu'à ce que l'eau reste claire, ce qui signifie que tout l'amidon a été enlevé.

Voilà, le gluten est prêt pour la cuisson. Il doit avoir une consistance ferme et élastique.

C'est facile, tellement meilleur et plus tendre que le gluten «instantané» fait à partir de la farine de gluten.

En résumé :

Farine + eau ⟶ forme la pâte
Pâte + pétrissage ⟶ développe le gluten
Pâte pétrie + rinçage ⟶ extrait le gluten
Gluten + cuisson dans un bouillon
+ tamari ⟶ donne le seitan

FABRICATION DU GLUTEN À PARTIR DE LA FARINE DE GLUTEN

- 500 mL (2 t.) de farine de gluten
- 500 mL (2 t.) d'eau

- Mélanger doucement à la cuillère.
- On obtient une masse très caoutchouteuse.

L'avantage : sa rapidité. Les inconvénients : moins économique, non biologique, la consistance de ce gluten permet de préparer seulement du seitan haché ou émincé.

NOTE : Lorsqu'on utilise la farine de gluten, il est préférable de la combiner avec de la farine de soya et de la farine de blé, ce qui donne une texture plus intéressante.

CUISSON DU GLUTEN

Pour obtenir le seitan, il faut cuire le gluten dans un bouillon composé de tamari, de gingembre, d'ail, etc.

Cela a pour effet d'augmenter sa teneur en sels minéraux et sa digestibilité, de rendre les protéines plus assimilables et de le rendre plus yang (selon les macrobiotiques).

Bouillon

Pour cuire 500 à 625 mL (2 à 2 1/2 t.) de gluten, utiliser 2 litres (8 t.) de bouillon.
- 125 mL (1/2 t.) de tamari, ou plus selon le goût
  (Le bouillon doit être légèrement salé)
- 1,5 cm (1/2 po) de gingembre frais râpé
- 2 gousses d'ail pressées
- 10 mL (2 c. à thé) de thym
- 1 morceau de 7 cm (3 po) d'algue kombu.

NOTE : on peut varier les ingrédients selon le goût qu'on désire obtenir et l'utilisation qu'on veut faire du seitan. Utiliser des légumes en morceaux (céleri, oignons, etc.), du miso, des feuilles de laurier, etc.

Mode de préparation

- Amener l'eau à ébullition.

- Ajouter l'assaisonnement et le gluten. Habituellement, on divise le gluten en morceaux de la grosseur d'une pomme de terre moyenne car IL GONFLE EN CUISANT.

- Baisser le feu et laisser mijoter.

- Le temps de cuisson varie selon la taille des morceaux, la texture et l'utilisation désirées :

  - 30 minutes pour un seitan qui va cuire à nouveau dans une recette,
  - 1 heure pour un seitan ferme qu'on mangera en tranches,
  - 1 1/2 à 2 heures pour un pot au feu ou un ragoût,
  - 3 heures pour un seitan très concentré.

- Utiliser le seitan selon la recette ou le laisser refroidir et le conserver au réfrigérateur dans son bouillon. Il se conserve 1 à 2 semaines et se congèle très bien.

UTILISATION

Comment servir le seitan?

- Le seitan se déguste de mille et une façons!

- Grâce à sa texture et à sa saveur, il peut remplacer la viande dans toutes les recettes traditionnelles : rôtis, escalopes, cubes, brochettes, sandwichs, hamburgers... Mariné, il devient même bourguignon!

- Haché, il se transforme en tourtières, en boulettes, prend subtilement la place de la viande dans la sauce à spaghettis, sert de farce (ah! ah!)... Même les plus sceptiques seront confondus!

- Un sandwich au seitan de temps en temps, c'est très appétissant... pour les petits et pour les grands!

- À quand le seitan ou le tofu dans les cafétérias d'écoles, d'hôpitaux et dans les restaurants, pour remplacer quelques repas de viande?

- Consulter la section «Recettes» pour découvrir les délices du seitan.

Bibliographie

- Editors of the East West Journal, *Shoppers Guide to Natural Foods,* Avery Publishing Group Inc., New York, 1987

- Galand, G., *Le gluten, viande végétale,* Collection L'Ordre de L'Univers, France, 1986

- Monette, S., *Dictionnaire encyclopédique des aliments,* Québec/Amérique, Montréal, 1989

CHAPITRE 8

D'autres légumineuses

Les légumineuses, sources de protéines végétales par excellence, doivent apparaître beaucoup plus souvent sur nos tables.

Voici donc présentés ici des produits à base de fèves soya, des produits qui rencontrent tous les critères de la dernière décennie du XXe siècle : de source végétale, de cuisson rapide, très nutritifs et savoureux... qui dit mieux?

LE TEMPEH

Le tofu vous plaît? Le tempeh vous régalera. Après avoir exploré les céréales et les légumineuses (dont le tofu) comme sources de protéines, la découverte du tempeh ajoutera saveur et éléments nutritifs à votre menu.

Qu'est-ce que le tempeh?

- Le tempeh, originaire d'Indonésie, est un aliment fermenté fait à partir de la fève soya.

- Il occupe une place privilégiée dans l'alimentation des Asiatiques. Ici, il est consommé par les adeptes d'une alimentation saine depuis une quinzaine d'années. Cependant, beaucoup de travail de diffusion reste à faire pour permettre à la majorité d'entre nous de découvrir cet excellent mets végétarien.

- Il a l'aspect de pâtés rectangulaires d'environ 2 cm (3/4 po) d'épaisseur.

- Pour fabriquer du tempeh, il s'agit tout simplement d'inoculer une culture spécifique dans des fèves soya cuites et débarrassées de leur enveloppe, et de laisser fermenter le tout plusieurs heures dans un endroit chaud. C'est un procédé similaire à celui qu'on utilise pour la fabrication du yogourt.

- Au cours de la fermentation, un duvet blanc entoure et recouvre les fèves, formant ainsi un pâté soutenant et très nutritif.

- Économique et écologique, cet aliment pourrait de plus en plus faire partie de notre mode alimentaire.

- Sa saveur rehaussée et sa texture consistante en font un mets principal recherché : un substitut idéal à la viande.

UNE BELLE DÉCOUVERTE EN PERSPECTIVE!

Valeur nutritive

- Le principal intérêt du tempeh réside dans sa teneur en protéines complètes (19,5 %), ce qui peut être comparé hautement aux sources de protéines animales.

- La fermentation augmente la valeur nutritive, la digestibilité, la saveur, attendrit les fèves, raccourcit le temps de cuisson et agit favorablement sur la flore intestinale.

- Durant la fermentation, des enzymes hydrolisent (digèrent) partiellement :

  - les protéines, qui deviennent alors plus faciles à digérer et plus assimilables,
  - les glucides complexes dont le raffinose (un trisaccharide) et le stachyose (un tétrasaccharide) présents dans les graines des légumineuses et responsables de la flatulence.

- La teneur en vitamines et en sels minéraux est augmentée. Le tempeh est riche en vitamines du complexe B, en calcium, en phosphore et en fer. Il est une bonne source de fibres.

- Pauvre en lipides, ses acides gras sont polyinsaturés, il ne contient pas de cholestérol et constitue une source de lécithine.

- Il est peu calorifique : 157 kilocalories par 100 grammes.

- Il contient beaucoup moins de pesticides que les produits animaux, étant situé au début de la chaîne alimentaire.

À propos de la vitamine B_{12}

- La vitamine B_{12} est essentielle à la formation des globules rouges et à la fixation du fer dans l'hémoglobine.

- Cette vitamine, présente dans le règne animal, se retrouve rarement dans les végétaux.

- Les êtres humains peuvent la synthétiser dans le gros intestin mais on ne connaît pas encore le taux d'absorption de la vitamine.

- Comme source végétale de vitamine B_{12}, on cite souvent le tempeh, les micro-algues, les algues, la levure alimentaire fortifiée en B_{12} et les lentilles germées.

- La B_{12} dans le tempeh ne provient ni des fèves ni des spores Rhizopus, mais plutôt d'une bactérie spécifique nommée Klebsiella.

- Cette bactérie devrait se développer durant la fermentation mais souvent, les bonnes conditions d'hygiène empêchent sa prolifération. Aussi, le tempeh produit en Amérique ne s'avère pas être une bonne source de vitamine B_{12}.

- Présentement, on essaye d'associer cette bactérie directement à la culture Rhizopus ce qui assurerait un taux satisfaisant de vitamine B_{12}. À vérifier sur les étiquettes des produits.

- En Indonésie, là où les conditions sanitaires sont moins aseptisées qu'ici, la vitamine B_{12} s'élabore naturellement au cours de la fermentation par les bactéries présentes.

Achat et conservation

- Le tempeh se vend frais ou congelé dans les magasins d'aliments naturels. Si votre magasin préféré n'en vend pas, demandez-en!

- Acheter le tempeh le plus blanc possible, c'est plus esthétique. Les taches grises ou noires indiquent seulement un temps de fermentation prolongé. Elles n'enlèvent rien à la qualité du tempeh.

- On trouve également des galettes de tempeh étiquetées «tempeh burger», marinées et vendues en petites portions... tout à fait délectables.

- Il se conserve une semaine au réfrigérateur et plusieurs mois au congélateur.

Utilisation

- Le tempeh ne requiert que quelques minutes de cuisson.

- S'il est congelé, soit le cuire directement à la vapeur, soit le laisser décongeler au réfrigérateur avant de le cuire.

- Il remplace avantageusement la viande dans la plupart des recettes traditionnelles : fondues à la chinoise, brochettes, burgers, sandwichs, escalopes, pizzas, etc.

- Il est souvent sauté ou frit, servi en petits cubes avec un plat de céréales, de pâtes ou de légumes. C'est simple et tellement nutritif!

- Le mariner comme le tofu lui confère une saveur unique. Le hacher dans la sauce à spaghettis permet d'augmenter la valeur en protéines de votre plat favori sans utiliser de fromage.

- Les galettes de «tempeh burger» sont infaillibles. Elles sont déjà marinées et assaisonnées et constituent du «prêt-à-manger» nutritif! À servir dans les sandwichs, en cubes...

- Plusieurs idées de recettes dans la section «Recettes».

Variétés

- Le tempeh peut être préparé à partir de différentes variétés de légumineuses. Exemples : arachides, pois chiches, fèves rouges, fèves soya noires, etc., seules ou en combinaison avec le soya.

- On peut aussi utiliser des céréales (orge, blé...) et des graines (sésame, tournesol...).

LE TOFU

Inconnu ou presque il y a 10 ans, qui, aujourd'hui, ne connaît pas le tofu comme source de protéines?

Qu'est-ce donc que le tofu? C'est simplement du lait de soya coagulé et pressé en bloc.

Dans le Tome 1, les propriétés et les utilisations du tofu ont été largement expliquées. Voyons maintenant la fabrication du tofu ainsi que l'énumération de nouveaux produits à base de soya.

Faire son tofu n'est pas nécessaire car on peut en trouver de l'excellent sur le marché à un prix très économique. Cependant, si l'expérience vous tente, pour avoir une fraîcheur garantie, allez-y, vous ne serez pas déçu. C'est simple, c'est comme faire du fromage frais!

Fabrication du tofu

Ustensiles requis :

- un grand bol et un grand chaudron,
- un mélangeur électrique ou un robot,
- un tamis et un linge en coton pour égoutter le lait,
- une tasse et une cuillère à mesurer,
- une cuillère en bois,
- un contenant pour presser le tofu (facultatif).

Ingrédients :

- Fèves soya trempées,
- eau pure,
- coagulant.

Différents choix de coagulants :

- 15 mL (1 c. à s.) de chlorure de magnésium ou,
- 15 mL (1 c. à s.) de chlorure de calcium ou,
- le jus de 2 citrons ou,
- 15 mL (1 c. à s.) de sel d'epsom (sulfate de calcium).

Voir le mode de préparation à la page suivante.

Mode de préparation

- Ingrédients : 250 mL (1 t.) de fèves à tremper
  2 L (8 t.) d'eau
  15 mL (1 c. à s.) de coagulant

1- Faire le lait de soya. Pour cela, l'explication détaillée se trouve dans le Tome 1, p.225.

2- Chauffer le lait jusqu'à ce qu'il atteigne son point d'ébullition. Remuer pour empêcher qu'il colle au fond.

3- Ajouter le coagulant dilué avec une tasse de lait chaud et laisser reposer 20 minutes.

4- Récolter le caillé à l'aide d'une cuillière perforée et le déposer doucement dans un tamis garni d'un linge de coton fin ou d'une mousseline. Égoutter.

5- Pour obtenir un tofu plus ferme, replier le linge et presser avec un poids afin d'enlever le maximum d'eau.

À déguster immédiatement pour obtenir un maximum de fraîcheur. Sinon, laisser le tofu au réfrigérateur dans un contenant rempli d'eau, il s'y conserve plus d'une semaine. Changer l'eau tous les jours. Bon appétit!

Variétés de tofu

Les différentes variétés de tofu sont dues à sa consistance. Selon la quantité d'eau présente dans le tofu ou selon le procédé de coagulation, on obtient du tofu doux comme du velours ou du tofu ferme et consistant sous la dent.

• On choisit sa consistance (crémeuse ou ferme) selon l'emploi qu'on veut en faire.

- Du tofu très ferme est meilleur pour les cubes, les brochettes et les burgers; du crémeux pour les trempettes, les sauces et la soupe au miso.

- Il existe un tofu extra-soyeux, le *silken tofu*, vendu dans des petites boîtes. Il se garde longtemps à la température de la pièce.

- Ce tofu est préparé différemment des autres. Le lait de soya utilisé est beaucoup plus épais et le coagulant est mélangé au lait chaud dans le récipient; ce procédé donne une consistance très crémeuse.

- Ce tofu extra-crémeux contient plus d'eau, donc moins de protéines, que les autres. Cependant, sa teneur en minéraux est meilleure, aucun liquide n'ayant été rejeté.

LE SOYA... DANS TOUS SES ÉTATS!

- Avis aux intéressés : on trouve maintenant différents produits à base de soya pour remplacer les produits laitiers.

- Essayer le fromage de soya à pâte dure ou crémeuse et le parmesan, la crème sure, le lait, les mayonnaises, la crème glacée et même des poudings à la vanille ou à la caroube! Tout ça à base de soya.

AUTRES VARIÉTÉS DE LÉGUMINEUSES

- Essayer les fèves : soya noires, pintos, romaines... pour varier.

MATIÈRE À RÉFLEXION

- Les États-Unis sont les premiers producteurs de soya, suivis de très près par le Brésil, là où la malnutrition touche plus d'un individu sur deux.

- La majeure partie de ces récoltes sont destinées au bétail nord-américain, européen, russe et japonais.

- Là où l'on cultivait la fève noire, aliment de base en Amérique du Sud, pousse maintenant la fève soya destinée à l'exportation.

- Les cultures locales perdent du terrain, augmentent les prix et la malnutrition s'installe.

- Par quel phénomène une telle source de protéines ne sert-elle pas en tout premier lieu à nourrir l'être humain... chez lui?

- Partout où la famine et la malnutrition existent, le besoin d'une volonté politique concertée afin que les cultures soient acheminées vers les bonnes bouches est urgent.

- Ici, le besoin en mets principaux autres que la viande et les produits laitiers est urgent afin de diminuer la demande et l'exploitation des produits animaux, causes de tant de souffrance, d'injustices sociales et de pollution!

  Le tempeh et le tofu sont une des réponses écologiques facilement applicables chez nous dans notre assiette... Il faut bien commencer quelque part!

- Chaque année, il y a suffisamment de soya produit dans le monde pour en fournir 20 kg à chaque individu de la planète!
  Qu'arrive-t-il à toutes ces protéines?
  - 55 % sont utilisées comme nourriture pour le bétail,
  - 40 % sont utilisées comme nourriture pour les Asiatiques,
  - 5 % sont employées pour des applications industrielles.

PASSONS À L'ACTION

- Pour remplacer les protéines animales, pour diminuer les sources de gras saturés et de cholestérol,
- pour avoir accès à des aliments hautement nutritifs et digestes,
- pour économiser et participer à une meilleure répartition des ressources alimentaires,
- et parce que c'est si bon et si facile à apprêter,

INTÉGRONS LE TEMPEH ET LE TOFU AU MENU.

Bibliographie

- Shurtleff, W. and Aoyagi A., *The Book of Tempeh,* Harper & Row Publisher, New York, 1979

CHAPITRE 9

D'autres noix

Depuis des époques très lointaines, on cueille les noix pour s'en nourrir et produire de l'huile. L'intégration des noix dans les préparations culinaires était connue des Arabes, des Aztèques, des Africains et des Orientaux.

L'utilisation des noix se retrouve de l'entrée au dessert.

Si nous aimons manger cru, manger «énergie», les noix et les graines conviennent parfaitement.

Voici la description de quelques noix. Ajoutées à celles qui sont détaillées dans le Tome 1, la variété est à son maximum.

La section «Recettes» vous inspirera pour l'utilisation des noix.

CHÂTAIGNE (marron)

Description

- On l'appelle *chestnut* en anglais.

- On cultive la châtaigne depuis des siècles.

- Originaire de la région méditerranéenne, le châtaignier est un arbre impressionnant par sa taille et par sa beauté.

- La châtaigne a déjà constitué une part importante de l'alimentation en Asie, dans le sud de l'Europe ainsi qu'en Afrique du Nord.

- On appelle *marrons* les variétés améliorées de châtaignes. En fait, il ne s'agit pas de véritables marrons, graines non comestibles du marronnier d'Inde. Au Québec, on trouve des marronniers mais pas de châtaigniers.

- Si vous voyagez à Athènes, à Paris ou ailleurs en Europe durant l'hiver, vous rencontrerez sûrement des vendeurs de «marrons chauds» au coin des rues.

- La châtaigne est charnue, plus ou moins ridée, protégée par une membrane très dure de couleur brune ou marron appelée péricarpe.

- Les noix poussent à 1, 2 ou 3 à la fois dans une coque verte, épaisse et recouverte d'épines comme un petit hérisson.

Valeur nutritive

- La particularité de la châtaigne vient du fait qu'elle contient moins de gras et plus d'amidon que les autres noix; c'est pourquoi elle est la seule noix que l'on considère comme un légume.

- Bonne source d'énergie, 40 % des 41,5 % des glucides qu'elle contient sont de l'amidon.

- Fraîche, elle contient 4 % de protéines

- Elle est une source de minéraux : calcium, potassium, magnésium.

- C'est une bonne source de vitamines C, B_1 et B_2.

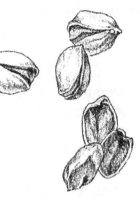

Achat et conservation

- La majorité des châtaignes (marrons) que nous trouvons au Québec viennent d'Europe.

- Si on les achète fraîches, l'écorce doit être luisante.

- Si elles sont écalées et séchées, il faut les tremper avant de les utiliser.

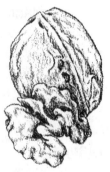

- De France nous arrivent également des marrons précuits, emballés sous vide ou en conserves.

- À conserver au frais et au sec. Cuites, les châtaignes se gardent quelques jours au réfrigérateur. Elles se congèlent sous toutes les formes.

Préparation

- Les marrons frais doivent être épluchés :

  - avec un couteau pointu, faire une incision sur le côté bombé,

  - les plonger dans l'eau bouillante 5 minutes. Égoutter.

  - Il faut toujours les éplucher chauds.

  - On doit ensuite les faire cuire 20 minutes dans l'eau bouillante.

- Les marrons pelés et séchés doivent tremper pendant 8 heures avant d'être cuits.

Utilisation

- Le marron s'utilise comme légume d'accompagnement en remplacement de la pomme de terre, servi bouilli, braisé, étuvé ou grillé. Il entre parfois dans la composition de certains desserts : purée, confiture, crème, tarte.

- Il se mange cru (ce qui n'est pas très digeste), grillé ou cuit.

- Ajouter aux soupes, aux plats de céréales, aux salades.

- On peut également en faire de la farine pour les gâteaux.

- En Europe, les «marrons glacés» (confits au sucre) sont très populaires. Cependant, ce mets ne rencontre pas les critères d'une alimentation saine.

PACANE

Description

- On la cultive intensément au sud des États-Unis, d'où elle est originaire.

- C'est une noix américaine, fruit du pacanier, un grand arbre magnifique.

- Les Amérindiens s'en nourrissaient abondamment et le nom *pacane* serait d'origine algonquine.

- La noix est ovale, son écale est lisse et de couleur marron, l'amande comestible est formée de deux lobes à saveur plus délicate que les noix.

Valeur nutritive

- Elle contient 71 % de matières grasses (surtout mono-insaturées). Attention aux abus.

- C'est une bonne source de protéines (9 %).

- Elle renferme quelques vitamines et minéraux (calcium, phosphore, potassium, fer) et des fibres.

Achat et conservation

- Il est préférable, pour garantir une meilleure qualité, d'acheter les pacanes non écalées et de les écaler soi-même.

- De forme ovale, les écales doivent être de couleur brun pâle.

- Pour les rendre plus attrayantes, les écales sont souvent polies et teintes en rouge. Bien qu'on soutient que ce procédé n'affecte pas la qualité des noix, la personne soucieuse de l'environnement et des coûts de telles manipulations EXIGE des pacanes de couleur naturelle.

- Si nous achetons les pacanes en écales, les conserver au frais et au sec.

- Si elles sont déjà écalées, les placer au réfrigérateur dans un contenant hermétique.

- Pour une longue conservation, ellles se congèlent en écales.

Utilisation

- À part la fameuse tarte aux pacanes, on peut les utiliser facilement dans les salades, les plats de céréales et les pains de noix.

PIGNON DE PIN

Description

- Provenant surtout du pin parasol, cette graine est très répandue dans les pays méditerranéens. Il existe également une autre variété de pignon en provenance de la Chine.

- Le pignon se trouve entre les écailles de la pomme (ou cône) de pin.

- La graine est enveloppée dans une écale qui doit être enlevée souvent manuellement! Son coût est donc élevé.

- Le pignon est une petite graine tendre, de couleur crème et de saveur très agréable.

Valeur nutritive

- Sa teneur en protéines (24 %) et en matières grasses (51 %) en font un aliment nourrissant et calorifique.

- Ses gras sont surtout insaturés (mono et polyinsaturés).

- Il constitue une bonne source de phosphore et de fer, de vitamines B_1 et B_3.

Achat et conservation

- Les pignons de pin se vendent écalés et rancissent facilement; il est donc préférable de s'assurer de leur fraîcheur.

- Ils se conservent au réfrigérateur dans des contenants de verre : on les voit et on les utilise!

Utilisation

- Les ajouter fréquemment aux salades, aux plats de céréales et de légumes ou aux salades de fruits.

- Les pignons de pin constituent un élément essentiel à la réalisation du savoureux pesto (voir la section «Recettes»).

- Grillés à sec, ils sont savoureux.

PISTACHE

Description

- Originaire de la Syrie, le pistachier est un arbre relativement petit (8 m de hauteur).

- On le cultive dans les pays méditerranéens. L'Iran, la Turquie, l'Afghanistan et la Grèce en sont les principaux producteurs. La Californie fournit les États-Unis et le Canada qui s'avèrent de très bons consommateurs de pistaches.

- La pistache est petite, de couleur verdâtre, recouverte d'une petite peau brune. Son écale est beige.

- Pour obtenir une belle couleur verte, il faut l'écaler, la faire bouillir quelques minutes puis la peler.

- Sa saveur agréable et douce est très appréciée.

Valeur nutritive

- Bonne source de protéines (15 %), la pistache est également riche en matières grasses (53 %).

- D'une bonne teneur en calcium, en phosphore et en fer, elle contient aussi un peu de vitamine A.

Achat et conservation

- Acheter les pistaches en écales.

- Souvent, les écales sont teintes en blanc ou en rouge et les amandes des pistaches en vert. Celles qui sont vendues dans les magasins d'aliments naturels ont conservé leur couleur naturelle (beige). Elles subissent un séchage durant lequel elles s'entrouvent, ce qui en facilite la consommation.

- Les pistaches qu'on retrouve sur le marché sont nature ou rôties et salées.

- Il faut les conserver au réfrigérateur car une fois ouvertes, elles sont vulnérables à l'oxydation et à la déshydratation.

Utilisation

- Comme les autres noix, les ajouter telles quelles à différents mets (légumes, salades) ou les y incorporer moulues.

- Les gastronomies indienne et arabe l'utilisent en grande quantité.

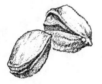

Bibliographie

- Bonnassieux, M.P., *Tous les fruits commestibles du monde,* Bordas, Paris, 1988

- Creff, A. F. et Bédard L., *Dictionnaire de la Nouvelle Diététique,* Robert Laffont, Paris, 1984

- Editors of the East West Journal, *Shoppers Guide to Natural Foods,* Avery Publishing Group Inc., New York, 1987

- Monette, S., *Dictionnaire encyclopédique des aliments,* Québec/Amérique, Montréal, 1989

CHAPITRE 10

La germination sur terreau, les jardins d'intérieur

**Pour une alimentation vivante par excellence,
pour un maximum de vitalité et de qualité,
pour une expérience réjouissante : VIVE la germination!
VIVE les jeunes pousses!**

**Pour un potentiel générateur de vie,
pour la vie elle-même,
pour la fraîcheur exaltée,
pour un jardin intérieur : VIVE la germination sur terreau!**

Dans le Tome 1 du Guide de l'alimentation saine et naturelle, nous avons expérimenté la germination en pot et appris comment en retirer tous les bienfaits (Tome 1, p. 113).

Déjà, nous consommons des grains germés, il s'agit donc ici de passer à l'étape suivante. Petit germe deviendra jeune pousse!

Quels sont les principaux avantages de consommer les jeunes pousses?

- Cela permet de manger toute l'année notre propre verdure, spécialement durant les froidures.

- Les pousses apportent fraîcheur et qualité exceptionnelles à nos menus : elles sont récoltées et dégustées aussitôt, elles sont exemptes d'engrais chimiques et de résidus de pesticides… et ça, c'est inestimable!

- Les pousses se préparent de façon ultra-simple : les couper, les manger et se réjouir!

- Elles s'avèrent économiques et plaisantes à produire.

- Enfin, elles représentent une source importante de vitamines, de minéraux, de fibres et de chlorophylle.

SAVIEZ-VOUS QUE :

- La germination dans l'alimentation remonte bien loin dans l'histoire (5000 ans avant J.C.). On utilisait les grains germés pour les céréales, le pain, la bière…

- Aux États-Unis, il y a plus de 25 ans, Ann Wigmore et Viktoras Kulvinskas ont expérimenté, utilisé et popularisé la technique et les vertus de la germination et du jus d'herbe de blé au Hippocrates Health Institute de Boston. Ce centre de santé est maintenant situé en Floride.

- Ici, à l'époque du réseau des coopératives d'alimentation naturelle, en 1978, Claude Gélineau a écrit une synthèse sur le sujet; le coup d'envoi était donné : la germination était lancée au Québec!
  ... Et le temps a fait des petits!

- Aujourd'hui, la luzerne germée se retrouve partout (dans les épiceries et dans certains restaurants). Plusieurs magasins d'aliments naturels offrent, en plus, une variété très intéressante de germes et certains produits de la germination sur terreau : pousses de tournesol et de sarrasin et herbe de blé. Cela signifie que des producteurs québécois fournissent ces aliments de choix aux magasins et restaurants intéressés. Merci à eux!

147

- Demandons des germes à notre magasin ou à notre restaurant préférés : c'est la demande qui crée l'offre! Fermons les yeux et imaginons que les laitues pâles des restaurants et épiceries, sans aucun attrait gustatif ni nutritif, ont toutes été remplacées par des germes et des jeunes pousses délicieuses et vivifiantes! Un jour, tout le monde y aura accès.

- Ayant visité plusieurs magasins d'aliments naturels aux États-Unis et en France, je peux dire qu'au Québec, nous sommes privilégiés par tant de variétés et de qualité de produits et par la compétence des gens œuvrant dans le domaine. **Merci à eux.** Quant à nous, commençons ou continuons à rechercher la qualité!

QUE FAIRE POUSSER?

- Les pousses les plus populaires sont sans contredit les pousses de tournesol et de sarrasin et l'herbe de blé.

- Ces grains ont été sélectionnés pour leur contenu nutritif, leur saveur agréable et leur temps de germination.

- Cependant, outre ces 3 variétés, nous pouvons faire germer et pousser… presque tout.

- À essayer : pois verts entiers, seigle, ail, graines de lin, cresson, lentilles, pois chiches, moutarde, etc.

- Acheter les graines de tournesol non décortiquées (noires), les grains de sarrasin entiers avec leur écorce noire, les pois verts entiers et les grains de blé dur, et jardinons dans la maison!

CHOISIR DU BIOLOGIQUE!
EXPÉRIMENTER POUR LE PLAISIR DE LA SANTÉ!

Méthode

- Trier les grains si possible, en éliminant ceux qui sont brisés car ils ne germeront pas. Environ 250 mL (1 tasse) suffisent pour remplir un plateau de la grandeur de ceux qu'on utilise dans les cafétérias.

- Laver, égoutter, recouvrir de trois fois leur volume d'eau et laisser tremper toute une nuit dans un pot.

- Égoutter (penser à arroser vos plantes avec l'eau de trempage) et laisser germer les grains à l'obscurité durant une journée ou jusqu'à ce qu'un petit germe apparaisse.

- Préparer un plateau pouvant recevoir 2,5 cm (1 po) de terre.
  NOTE : Les plateaux utilisés dans les cafétérias sont parfaits; toutefois, plusieurs genres de récipients peuvent être employés : assiette, plateau à semis, etc.

- Humidifier suffisamment la terre. Il faut qu'elle soit mouillée et non détrempée. Il ne doit pas se former de petites plaques d'eau.
  NOTE : La terre idéale est composée d'un mélange égal d'une bonne terre noire (terreau) et de compost (si possible). On en trouve dans les centres de jardinage, les quincailleries ou dans votre potager! Le terreau seul peut aussi convenir.

- Rincer les grains et les semer assez serrés pour qu'ils se touchent, en évitant toutefois qu'ils se chevauchent.

- Recouvrir avec un autre plateau ou un autre récipient pour conserver l'humidité et l'obscurité nécessaires. Vers le 3e jour, lorsque les germes auront 3 à 5 cm (1 à 2 po) de haut, ils seront assez forts pour croître à la lumière.

- Découvrir les jeunes pousses, placer le plateau dans un endroit éclairé et arroser au besoin. Durant la belle saison, on peut sortir les pousses à l'extérieur.

- Récolter et savourer les jeunes pousses après 7 à 15 jours. Les couper à la base et lorsque c'est possible, enlever la terre et manger même les racines!

NOTE :
- le blé est prêt lorsqu'il a 15 à 18 cm (6 à 7 po) de hauteur, après 7 à 8 jours.
- Le tournesol et le sarrasin sont prêts lorsque leurs écorces sont tombées et que leurs deux premières feuilles sont très vertes. Parfois, il faut les aider un peu et enlever les écorces à la main pour permettre aux feuilles de capter le lumière (8 à 12 jours).
- Contrairement au tournesol et au sarrasin, le blé repousse; cependant, il semble que cette herbe soit moins nutritive que la première pousse.

- Si l'expérience vous tente, récupérez le terreau pour le composter. Au Québec, Jacques Petit nous renseigne très bien sur le sujet dans son livre intitulé *Le Compost*.

Utilisation

- Sarrasin, tournesol et autres germes composent des salades imbattables, des collations succulentes et des jus verts étonnants!

- Pour les jus verts, utiliser un mélangeur ou un moulin manuel, appelé extracteur à jus d'herbe de blé, qu'on trouve dans les magasins d'aliments naturels.
  Mélangeur : placer les pousses de votre choix dans du jus, mélanger et déguster!
  Ex. : jus d'orange et pousses de sarrasin...

Extracteur manuel à jus d'herbe de blé : placer luzerne, pousses de tournesol et de sarrasin, crudités variées et extraire le tout. On obtient un jus vert nutritif.

L'HERBE DE BLÉ

L'herbe de blé est surtout consommée sous forme de jus. Il existe plusieurs façons d'en extraire :

1e La mastication

La méthode la plus simple consiste à couper des petites quantités d'herbe et de mastiquer le tout afin d'en extraire le jus. Lorsque la pulpe (résidus cellulosiques) n'a plus aucun goût, la rejeter.

C'est la méthode idéale lorsqu'on voyage : on apporte notre herbe coupée qu'on broute en route. De l'énergie à bas prix et, de plus, vous surprendrez... à coup sûr!

2e Le mélangeur

Dans le mélangeur, couper de l'herbe et mélanger avec un peu d'eau. Mettre la pâte verte obtenue dans un chiffon et presser pour en extraire le jus. L'extracteur à jus conventionnel, quant à lui, ne convient pas pour l'herbe de blé!

3e L'extracteur manuel

Si vous devenez un adepte et pensez faire souvent de bons petits jus de chlorophylle, l'achat d'un moulin manuel à jus d'herbe de blé est justifié. On les trouve dans les magasins d'aliments naturels. Il existe aussi des modèles électriques.

Avec ce genre d'extracteur, il est tout indiqué de repasser la pulpe une deuxième fois, afin d'extraire le maximum de jus.

Pourquoi boire du jus d'herbe de blé?

Le principal intérêt de l'herbe de blé réside dans sa teneur en chlorophylle (70 %). C'est un véritable concentré vert.

- La chlorophylle a toujours été reconnue comme facteur de santé et de vitalité. Mangeons et... buvons du vert!

- Ses vertus thérapeutiques sont nombreuses, citons entre autres ses effets sur la désintoxication et la régénération des cellules du corps (propriétés anti-cancérigènes).

- La chlorophylle améliore le péristaltisme et aide donc à prévenir la constipation, combat l'anémie, soigne l'arthrite, guérit les ulcères, donne un regain d'énergie, etc.

Passons le mot : l'heure est à «l'évolution verte».

- Ces jus verts constituent une très bonne source de vitamines (plusieurs vitamines B, A et C accompagnées de biflavonoïdes), de minéraux (potassium, calcium, magnésium, fer, cuivre, phosphore...).

- Le jus vert est alcalinisant et aide à neutraliser les effets d'une alimentation qui *était* axée sur la viande et le sucre.

Usage interne du jus d'herbe de blé

- Boire 30 mL (1 once) au début, puis jusqu'à 60 mL et plus (2 onces et plus) 1 à 3 fois par jour au lever ou une heure avant les repas, à jeun.

- Tant qu'à faire, pour obtenir un maximum d'efficacité, boire lentement, garder et agiter chaque gorgée dans la bouche une trentaine de secondes afin de procéder à une insalivation maximale et de profiter de l'effet nettoyant de la chlorophylle sur les gencives.

- À noter que le jus d'herbe de blé est un produit **vivant** et fragile. Il s'oxyde très rapidement. Mieux vaut donc l'extraire et le boire tout de suite. Idéalement, le jus se boit nature, non dilué.

- Cependant, le goût de ce jus est très concentré. Certaines personnes le supportent difficilement. Un peu d'eau ou de jus de légumes le rendent plus agréable à boire.

- On trouve également du jus déshydraté fait à partir de jeunes plants d'orge ou de blé de culture BIOlogique. Le procédé de déshydratation unique et breveté ne requiert ni chaleur excessive ni congélation et conserve intactes les propriétés nutritives du jus. Cette poudre verte se conserve au réfrigérateur. Son goût est léger et agréable. Idéal pour les gens pressés!

Autres usages du jus d'herbe de blé

- **Yeux** : quelques gouttes, diluées ou non, soulagent les irritations dues à la pollution et à la fumée.

- **Oreilles** : pour mieux entendre mon enfant…

- **Nez** : pour mieux respirer et éviter les rhumes. Diluer avec de l'eau. Inspirer et rejeter.

- **Bouche** : nettoie et guérit toute ulcération. Garder 15 minutes, puis avaler ou appliquer la pulpe ou un coton imbibé de jus d'herbe de blé.

- **Peau** : comme lotion nourrissante.

- **Plaies** : les imbiber de jus pour les nettoyer et les guérir.

- **Cheveux** : pour les revitaliser, il est recommandé d'appliquer du jus d'herbe de blé avant le shampoing. Masser, garder au moins 20 minutes et rincer.

- **Gros intestin** : il est également possible d'utiliser le jus d'herbe de blé dilué à votre eau lors d'un lavement. L'effet nettoyant s'en trouve accru.

- Il est bénéfique après un lavement, ou à chaque fois que votre gros intestin est libre (après une selle), d'implanter de 60 mL à 120 mL (2 à 4 onces) de jus d'herbe de blé dans l'anus à l'aide d'une petite poire. Le retenir 20 minutes au moins et le rejeter. La durée de cette pratique peut être prolongée jusqu'à l'absorption complète du jus qui passe rapidement dans la circulation sanguine jusqu'au foie; un système auto-nettoyant!

- **En cataplasme** : appliquer de la pulpe ou un linge imbibé de jus, recouvrir d'un plastique ou d'un linge pour conserver l'humidité. C'est un bon procédé pour les plaies, les ecchymoses et les démangeaisons.

- Les plateaux de jeunes pousses purifient l'air de la maison.

Tout est désormais possible dans cette atmosphère où chacun porte en lui le germe de sa propre évolution!

Bibliographie

- Baker, E. and E., *The Uncook Book,* Communication Creativity, Saguache, Colorado, 1983

- Cayla, M., *Découvrez les graines germées,* Nature et Progrès, Paris, France, 1982

- Jensen, B., *Tissue Cleansing Through Bowell Management,* Bernard Jensen Publisher, Oscondido, États-Unis, 1981

- Jensen, B., The Healing Power of Chlorophyll, M.S.K., Oscondido, États-Unis, 1984

- Wigmore, A., *The Hippocrates Diet,* Avery Publishing Group Inc., Wayne, États-Unis, 1984

- Wigmore, A., *Recipes for Longer Life,* Hippocrates, Boston, États-Unis, 1978

CHAPITRE 11

La lacto-fermentation

Découvrir et utiliser les aliments lacto-fermentés est un atout pour la santé, une expérience gustative intéressante et une chance d'accéder à toute une gamme de produits sains et nutritifs : des produits gagnants. À intégrer au menu le plus souvent possible!

Qu'est-ce que la lacto-fermentation?

C'est la transformation d'un aliment due aux enzymes produites par des micro-organismes. Exemple : transformation du lait en yogourt par lacto-fermentation.

- Les micro-organismes sont des organismes vivants visibles seulement au microscope. Certaines bactéries et levures sont les maîtres d'œuvre de la fermentation.

- Les bactéries sont partout : à l'extérieur de nous, sur nous et en nous. Sans elles, les plantes ne pourraient pas utiliser l'azote atmosphérique pour la synthèse de leurs protéines, la matière organique ne pourrait pas se décomposer en substances simples et ainsi assurer le cycle de la vie, notre flore intestinale ne pourrait plus remplir son rôle de défense, etc.

- La majorité des bactéries sont nos amies. Cependant, certaines sont pathogènes, c'est-à-dire qu'elles peuvent causer des maladies; dans ce cas, elles sont souvent appelées *microbes*.

- La fermentation est un moyen traditionnel de conservation des aliments.

- C'est le seul moyen de conservation qui améliore la valeur nutritive, la saveur et la digestibilité des aliments.

IL FAUT SAVOIR QUE :

- En alimentation, la plupart des fermentations sont anaérobies, c'est-à-dire qu'elles se produisent dans un milieu dépourvu d'air. Cependant, la fermentation acétique se produit en présence d'air (elle est aérobie).

- Les micro-organismes se nourrissent à partir de glucides (amidon ou sucre simple) à une température et à un pH spécifiques au type de fermentation choisi.

- Le pH nous indique le degré d'acidité d'un milieu.

Échelle de pH :

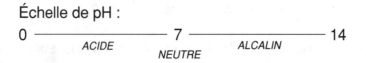

- Souvent, il arrive que les fermentations soient mixtes, c'est-à-dire que plusieurs types interviennent.

PRINCIPAUX TYPES DE FERMENTATION

- La fermentation lactique
- La fermentation alcoolique
- La fermentation acétique

La fermentation lactique

• La fermentation lactique nous intéresse au plus haut point. Elle est celle qui «rapporte le plus».

• Elle est utilisée dans toutes les parties du monde car c'est la seule qui améliore les qualités gustatives, nutritives et digestibles de nombreux aliments.

• Comme son nom l'indique, au cours de ce type de fermentation, il y a formation d'acide lactique soit à partir de l'amidon des céréales, soit des sucres naturels des fruits ou encore du lactose du lait.

• On utilise des cultures de bactéries lactiques.

• L'acide lactique rend le milieu acide jusqu'à un pH de 3,5 à 4, empêchant ainsi la dégradation du produit et permettant une meilleure conservation.

• La fermentation lactique est un procédé de conservation simple, économique et écologique.

La fermentation lactique est anaérobie (sans oxygène).

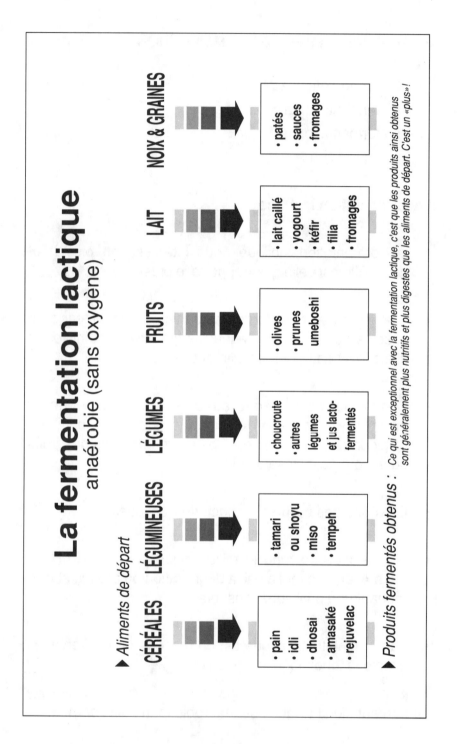

La fermentation lactique
anaérobie (sans oxygène)

▶ *Aliments de départ*

CÉRÉALES

- pain
- idli
- dhosai
- amasaké
- rejuvelac

LÉGUMINEUSES

- tamari ou shoyu
- miso
- tempeh

LÉGUMES

- choucroute
- autres légumes et jus lacto-fermentés

FRUITS

- olives
- prunes umeboshi

LAIT

- lait caillé
- yogourt
- kéfir
- filia
- fromages

NOIX & GRAINES

- patés
- sauces
- fromages

▶ *Produits fermentés obtenus :* Ce qui est exceptionnel avec la fermentation lactique, c'est que les produits ainsi obtenus sont généralement plus nutritifs et plus digestes que les aliments de départ. C'est un «plus»!

160

La fermentation alcoolique

- Même si la fermentation alcoolique est la plus répandue, elle n'est sûrement pas la plus utile pour la santé!

- C'est la transformation des sucres des fruits ou des céréales en alcool et en gaz carbonique.

- On utilise des cultures de levures et de moisissures.

- La fermentation alcoolique est anaérobie.

- À partir des céréales, on obtient les bières et le saké (alcool de riz) et à partir des fruits, les vins et les cidres.

- La fermentation alcoolique intervient également en boulangerie et en pâtisserie car la production de gaz carbonique fait lever la pâte.

La fermentation acétique

- Elle se produit en présence d'oxygène (aérobie).

- Elle transforme l'alcool d'un vin ou d'une solution alcoolisée en acide acétique. Le vinaigre (vin aigre) est composé de 95 % d'eau et de 5 % d'acide acétique.

- Il existe des vinaigres fabriqués à partir de diverses matières premières : vin, cidre, riz, banane, jus d'ananas, dattes, alcool éthylique (vinaigre blanc)…

- Dans le procédé traditionnel, devenu rare de nos jours, on ensemence avec une *mère de vinaigre*, constituée par les bactéries qui se développent à la surface du liquide en fermentation. Le procédé dure de 1 à 6 mois. Ce vinaigre est non pasteurisé, il conserve sa couleur et son arôme.

- Le procédé industriel utilise une culture de bactéries acétiques. La fermentation est rapide (24 heures). Ce vinaigre est pasteurisé et clarifié, sa saveur en est atténuée.

- Le vinaigre sert de condiment et de moyen de conservation.

Décrivons maintenant tous les produits de la FERMENTATION LACTIQUE.

LES CÉRÉALES LACTO-FERMENTÉES

- Cette pratique très ancienne est utilisée pour augmenter la digestibilité, la saveur, la préparation et la conservation des céréales.

- Les aliments fermentés à base de céréales sont très nombreux et répandus sur plusieurs continents.

- Il existe des tas de mets traditionnels qui en témoignent : des soupes acides aux bouillies et des galettes de toutes sortes à base surtout de céréales non panifiables comme l'avoine, le maïs, le millet, le riz jusqu'au pain fait surtout à base de blé et de seigle.

- L'idli et le dhosai cités dans le tableau de la fermentation lactique sont des mets produits et consommés au sud de l'Inde. Il s'agit d'un mélange de riz et de légumineuses (mung ou pois chiches) pilé, fermenté pendant 12 heures et cuit.

- Ici comme dans les autres pays industrialisés, ces traditions se sont perdues au profit «du profit», de la vitesse, de la standardisation, etc. L'alimentation saine les ramène sur la sellette et les tablettes et c'est tant mieux!

- Dans la section des céréales lacto-fermentées, nous nous attarderons sur le pain au levain qu'on découvre et qu'on apprécie de plus en plus au Québec et nous ferons connaissance avec l'amasaké et le rejuvelac.

1) Le pain au levain

Que notre pain quotidien soit au levain!

Vous qui lisez ce chapitre avez sûrement abandonné le pain blanc depuis longtemps. La consommation de pain à la levure fabriqué à partir de farine entière et BIOlogique fait sûrement partie de votre menu.

Avez-vous essayé le pain au levain? Non, alors empressez-vous de le faire... car il est «super»!

Le pain au levain est supérieur au pain à la levure.

Avantages :

1e : la fermentation lente du pain au levain détruit une grande partie de l'acide phytique présent dans le son des farines.

- L'acide phytique a la propriété de former des phytates insolubles avec certains minéraux dont le calcium, le fer, le magnésium et le zinc. Ces minéraux sont alors éliminés par l'intestin au lieu d'être absorbés par l'organisme.

- Le temps de fermentation et l'acidité marquée du pain au levain permettent aux phytases (enzymes présentes dans la farine) de décomposer l'acide phytique et de faciliter ainsi une meilleure absorption des minéraux.

- Les fermentations du pain au levain sont lactique et alcoolique.

EN RÉSUMÉ :

Le temps de fermentation du pain au levain, plus long que pour le pain à la levure,

- **permet aux micro-organismes de se développer,**
- **de produire de l'acide lactique,**
- **ce qui augmente l'acidité**
- **permettant aux phytases de détruire l'acide phytique**
- **et à l'organisme d'absorber les minéraux de la farine entière.**

2ᵉ : La fermentation prolongée rend le pain plus digeste.

- L'amidon et les protéines sont partiellement transformés en molécules plus simples par les enzymes.

- Le goût acide du pain au levain stimule la salivation et sa texture dense incite à mieux mastiquer.

3ᵉ : Il se conserve mieux (3 semaines). Garder au réfrigérateur.

- Le pain au levain a un pH de 4,4 à 4,6. Ce degré d'acidité retarde la détérioration de l'aliment.

4ᵉ : Sa saveur, sa texture et sa fraîcheur.

- Le pain au levain est loin d'être insipide. Sa saveur est agréable et légèrement acide. Sa texture est dense; chaque tranche est très nourrissante. Il faut l'essayer!

- La fabrication de ce pain exige de la farine fraîchement moulue, donc l'achat du pain au levain est une façon de s'assurer de la qualité de la farine.

- La boulangerie moderne, pour des considérations de standardisation et de rapidité, a remplacé le levain par de la levure de bière sélectionnée. La fermentation devient alcoolique et le pain est moins acide. Conséquences : le pain est moins digeste, moins savoureux et plus périssable.

- Au Québec, quelques boulangers produisent de l'excellent pain au levain qu'on trouve dans plusieurs magasins d'aliments naturels. Merci à eux!

Le pain est l'aliment le plus familier sur nos tables, alors pourquoi ne pas miser sur le meilleur?

Pour de plus amples informations concernant le levain et la panification, voir la section «Recettes».

UTILISATION du pain au levain

- Pour les sandwichs où il est indispensable, il est préférable de le trancher finement.

- Pour les rôties du matin, une ou deux tranches simplement réchauffées (et non grillées) dans le grille-pain sont nourrissantes à souhait et font oublier à tout jamais le pain blanc.
  Note : ne pas griller le pain, car cela diminue la valeur nutritive. Exemple : la thiamine (B_1) et la lysine (acide aminé) sont réduites de 5 à 20 %.

- Une autre façon de servir le pain au levain est de réchauffer les tranches au four dans du papier d'aluminium ou dans un plat couvert (pour éviter le papier). Un vrai délice!

- Le servir en accompagnement pour garantir une saveur et une valeur irremplaçable à tous vos plats!
Le pain s'utilise à toutes les sauces.

2) L'amasaké

DESCRIPTION

- L'amasaké est un produit de la fermentation du riz. Une culture spéciale, le *riz koji* transforme le riz en dessert après plusieurs heures de fermentation.

- Ce produit inusité chez nous se prépare traditionnellement au Japon.

- Puisqu'il est peu connu en général, cela me fait plaisir de vous le présenter. Je suis tombée sous son charme lors d'un voyage en Californie. Présentement, les bouteilles d'amasaké qu'on trouve au Québec viennent de Vancouver.

- L'amasaké a la consistance d'un lait épais et pulpeux et un goût très agréable : on s'y adapte, pour ne pas dire qu'on s'y attache, rapidement… et il a un si joli nom!

- On trouve du riz koji, cette culture nécessaire pour la préparation de l'amasaké, dans les magasins d'aliments naturels.

ACHAT ET CONSERVATION

- L'amasaké peut se préparer à la maison (consulter la section «Recettes») ou s'acheter dans la plupart des magasins d'aliments naturels. Il est vendu en bouteilles de 460 mL, réfrigéré ou congelé.

- On le trouve nature, aux bleuets, aux fraises, aux amandes, etc.

- L'amasaké se conserve plusieurs semaines au réfrigérateur. Il peut aussi se congeler.

VALEUR NUTRITIVE

- Au cours de la fermentation, l'amidon du riz se transforme partiellement en sucre (maltose et glucose). Si l'on poursuivait la fermentation, il y aurait formation d'alcool. On obtiendrait alors du saké, alcool de riz titrant à 14° ou 15°.

- L'amasaké est très digeste.

UTILISATION

- L'amasaké peut remplacer toutes les substances sucrées et se consomme sous forme de boisson (collation), de pouding, de sauce ou s'incorpore dans différentes recettes.

3) Le rejuvelac

DESCRIPTION

Élixir de jouvence, le rejuvelac est une boisson à découvrir. Son nom lui vient de son effet régénérateur (rejuvenate) sur l'organisme et de sa teneur en bactéries lactiques (lac).

Cette boisson provient d'un élément fondamental et disponible nommé... l'eau et d'une céréale facilement disponible ici, nommée... le blé.

Pour obtenir cette boisson légèrement fermentée, il suffit simplement de laisser reposer pendant plusieurs heures du blé germé dans de l'eau de source.

Le résultat sera une eau de VIE... sans alcool!

La découverte du rejuvelac nous vient (comme l'engouement pour la germination et l'alimentation vivante) d'Ann Wigmore du Hippocrates Health Institute (États-Unis).

VALEUR NUTRITIVE

• Le rejuvelac est riche en enzymes, ce qui facilite la digestion.

• Il contient des vitamines, notamment du groupe B.

• Cette boisson riche en bactéries lactiques favorise la santé de la flore intestinale.

MODE DE PRÉPARATION

• Faire tremper 250 mL (1 t.) de blé mou dans 750 mL (3 t.) d'eau de source, pendant 8 heures.

• Égoutter les grains et les mettre à germer jusqu'à ce qu'un petit germe apparaisse (24 à 48 heures).

• Broyer grossièrement le blé germé à l'aide d'un robot ou d'un couteau.

• Dans un pot en verre, mettre le blé germé et le couvrir de 3 fois son volume d'eau de source.

• Laisser tremper de 24 à 48 heures dans un endroit frais, le pot recouvert d'un linge. L'été, ou dans une pièce chaude, le trempage est raccourci. Plus le temps de trempage est long, plus le goût est acide.

- Verser le liquide (transformé en rejuvelac) dans un pot et réfrigérer. Composter le blé ou le donner aux oiseaux.

- Avec du blé de première qualité et de l'eau de source, le rejuvelac a un goût acidulé et agréable et reste actif pendant 4 à 5 semaines.

VARIANTES

- Pour obtenir un rejuvelac rosé, ajouter un peu de jus de betteraves.

- Pour déguster un rejuvelac frappé, ajouter un soupçon de miel et un glaçon.

- Le préparer avec différentes céréales germées et concassées : orge, millet, sarrasin.

UTILISATION

- En boire avant le repas, un apéritif de choix!

- Le rejuvelac entre dans la composition des yogourts, des fromages et des pâtés de noix.

- Il remplace avantageusement l'eau dans de nombreuses recettes.

- Il est très utilisé en alimentation vivante pour ses vertus digestives et thérapeutiques.

LES LÉGUMINEUSES LACTO-FERMENTÉES

Produits fermentés à partir de la fève soya

*   Les produits fermentés les plus connus et utilisés au Québec sont le **shoyu ou le tamari** (sauce soya), le **miso** (pâte de soya) et le **tempeh**.

*   Le tamari et le miso ont été décrits dans le Tome 1. Rajoutons seulement quelques informations.

1) Shoyu et tamari, est-ce synonyme?

*   Ce sont deux termes japonais; le shoyu est préparé à base de soya et de blé et le tamari est une sauce fermentée à partir de soya seulement.

Quelles sont les principales étapes de fabrication?

MODE DE PRÉPARATION

*   Le soya est trempé, cuit et débarrassé de son enveloppe.

*   On ajoute de la farine grillée au soya cuit (pour le shoyu) qu'on inocule d'une moisissure pour préparer ce qu'on appelle le koji. On laisse fermenter pendant 3 jours à 30°C.

*   On ajoute de l'eau salée (de 13 à 25 % de sel, selon le cas) et on poursuit la fermentation de quelques mois à 2 ans. Durant cette fermentation interviennent des bactéries lactiques et des levures.

2) Le miso

- Pour le miso, on utilise le soya avec une céréale (riz, orge ou sarrasin) et on procède de la même façon. Toutefois, au lieu de l'eau salée, on n'utilise que du sel (plus ou moins selon la variété de miso) pour obtenir une pâte qui fermente de quelques semaines à 3 ans.

Grâce à leur saveur et à leur valeur nutritive, le shoyu, le tamari et le miso rehaussent la plupart des recettes à base de céréales et donnent des bouillons de soupe dont on se souvient! Les ajouter en fin de cuisson pour conserver le maximum de valeur nutritive.

ACHAT ET CONSERVATION

- Pour s'assurer d'une qualité optimale, bien lire les étiquettes afin de connaître le temps de fermentation et le procédé utilisé pour la préparation (traditionnel ou industriel), la teneur en sel, et de savoir s'il y a eu pasteurisation ou non, etc.

- Les produits non pasteurisés ou à faible teneur en sel doivent être conservés au réfrigérateur. À l'occasion, des levures peuvent s'y développer. Elles sont inoffensives, il suffit simplement de les enlever.

3) Le tempeh

Ce pâté fermenté, fait à partir de fèves soya, est décrit en détails dans le chapitre «D'autres légumineuses».

LES LÉGUMES LACTO-FERMENTÉS

Heureuse nouvelle : la plupart des légumes peuvent être lacto-fermentés! N'allons pas croire qu'il s'agit d'une nouvelle mode pour les audacieux, au contraire c'est une technique millénaire!

• Apprenons les avantages de consommer les légumes lacto-fermentés et leur préparation fort simple (voir la section «Recettes»).

• La lacto-fermentation est un procédé de conservation exemplaire pour les légumes, de la récolte jusqu'au printemps.

• Manger des aliments vivants et nutritifs durant l'hiver est une réalité pour qui connaît la lacto-fermentation et la germination.

• La lacto-fermentation attendrit les légumes, les rend plus appétissants et plus nutritifs. C'est, de plus, un procédé de conservation peu coûteux et non polluant.

• Les légumes lacto-fermentés sont très populaires en Chine, au Japon, en Égypte et en Europe du Nord. Ils sont beaucoup moins connus en Amérique.

• Ici, les procédés de conservation industrielle tels que les marinades, les conserves et la surgélation occupent tout le marché.

• Les légumes lacto-fermentés se servent en petites quantités, en accompagnement.

LA CHOUCROUTE ET LES AUTRES LÉGUMES LACTO-FERMENTÉS

- Le mot *choucroute* vient de l'alsacien *sûrkrût*, lui-même dérivé de l'allemand *sauerkraut* (chou aigre), mais la Chine en serait le pays d'origine. Depuis très longtemps, la choucroute est appréciée dans plusieurs parties du monde, cependant elle reste moins connue en Amérique.

- La choucroute est le résultat d'une fermentation anaérobie où plusieurs espèces de bactéries lactiques travaillent à tour de rôle.

- Pendant la fermentation, il y a production d'acide lactique et de gaz carbonique qu'on détecte par la vue de petites bulles qui montent à la surface.

- Après 3 ou 4 semaines, la fermentation est stabilisée. Il n'y a plus d'émission de gaz carbonique, le pH est de 3,5 à 4 et le taux d'acide lactique est de 1 %. Toutes les conditions pour garantir une bonne conservation sont alors réunies.

- L'acidité empêche les micro-organismes indésirables de se développer et permet de conserver les légumes plusieurs mois. Intéressant, n'est-ce pas?

- Concombres, cornichons, carottes, betteraves, haricots verts, choux-fleurs, oignons, poivrons, tomates… peuvent être fermentés. Nous avons le choix. À noter que les betteraves et les carottes acquièrent une saveur inoubliable!

LE GOÛT DES LÉGUMES LACTO-FERMENTÉS SURPASSE DE LOIN CELUI DES MARINADES DANS LE VINAIGRE.

VALEUR NUTRITIVE ET AVANTAGES

• La digestibilité se trouve accrue. Merci aux enzymes!

• La lacto-fermentation n'entraîne aucune perte de vitamines
  et de minéraux. Au contraire, dans la choucroute, des
  études notent une augmentation de la teneur en vitamine C,
  celle-ci étant synthétisée par les bactéries durant la fermentation. Cependant, celle-ci diminue avec le temps.

• Le petit goût acide stimule l'appétit. Une portion de 30 à
  45 mL (2 à 3 c. à s.) par repas suffit!

• Ce procédé permet de conserver la couleur des légumes en
  plus de pouvoir les consommer crus.

• Pour la préparation et les utilisations des légumes lacto-
  fermentés, consulter la section «Recettes».

ACHAT ET CONSERVATION

• Au Québec, nous avons la chance de pouvoir acheter de la
  choucroute et d'autres légumes lacto-fermentés de
  production québécoise et BIOlogique... et ces aliments
  sont délicieux!

• Il existe aussi des légumes et des jus lacto-fermentés
  importés d'Europe.

• Ils se conservent plusieurs mois, au frais ou au réfrigérateur.

LES FRUITS LACTO-FERMENTÉS

De la fermentation des fruits, nous connaissons surtout les
vins et les cidres issus de la fermentation alcoolique. Il est

toutefois possible de réussir des aliments lacto-fermentés avec des fruits plutôt acides. Voyons ici l'exemple de l'olive, fruit très populaire, et des prunes umeboshi, un condiment à découvrir.

1) Les olives

- Ce sont les fruits de l'olivier, arbre cultivé surtout dans les pays méditerranéens. Cet arbre peut vivre pendant des siècles et c'est pourquoi il est le symbole de la régénération et de l'immortalité. La branche d'olivier représente aussi la paix.

- Fruits à noyau très dur, les olives ne sont pas comestibles telles quelles et cela même mûres. Elle contiennent une substance amère appelée *oleuropéine* ou *amertume* qu'il faut enlever par des procédés de macération et de lavage avant la fermentation, ce qui permet de conserver les olives tout en améliorant leur goût.

- Les olives vertes à la chair pâle et ferme sont des olives cueillies avant la maturité. En mûrissant, elle deviennent violettes, rouges puis noires. Les olives noires à la chair foncée et tendre sont des fruits mûrs. Il y en a donc pour tous les goûts.

- L'Espagne produit la majorité des olives de table dont les 2/3 sont vertes et farcies avec une pâte gélatineuse de poivron rouge broyé. La Grèce, l'Italie, le sud de la France (Provence), la Californie et maintenant la Turquie et la Tunisie sont aussi producteurs d'olives et d'huile d'olive.

MODE DE PRÉPARATION

- Les olives (vertes et noires) sont trempées dans une solution alcaline à base de soude pour enlever la substance amère.

- Elles subissent ensuite plusieurs lavages.

- Puis on les laisse fermenter dans une saumure aromatisée (une solution plus salée que pour les légumes) pendant plusieurs mois.

VALEUR NUTRITIVE

- Il va sans dire que les olives noires (mûres) sont les plus nutritives… et les plus calorifiques!

- Les olives sont riches en acide gras mono-insaturé, l'acide oléique. L'olive verte renferme 12,7 % de matières grasses tandis que l'olive noire en renferme 35,8 %. Pas d'excès… là non plus.

- Elles ont une bonne teneur en minéraux (calcium, potassium…) et en fibres (propriétés laxatives).

- Elle sont apéritives et une fois qu'on y a goûté, on les aime pour toujours!

ACHAT ET CONSERVATION

- La plupart du temps, les olives nous arrivent dans leur saumure. Elles se vendent en vrac, en conserve ou en pot.

- Les rincer avant l'usage diminue le taux et le goût du sel.

- Elles se conservent au frais environ 1 an.

UTILISATION

- Ne pas se limiter aux hors-d'œuvre, mais les ajouter aux salades, aux plats de céréales et de nouilles, sur les pizzas, etc.

2) Les prunes umeboshi

- Ces petites prunes du Japon sont cueillies avant leur maturité. À ce stade, elles sont vertes et acides.

- Fermentées, elles servent surtout de condiments.

- C'est la macrobiotique qui nous les a fait connaître.

MODE DE PRÉPARATION

- Les petites prunes vertes sont lavées et mises dans des cuves avec du sel. Le sel fait sortir le jus des fruits qui en sont bientôt recouverts.

- On y ajoute des feuilles de shiso, une plante aux feuilles rouges responsable de la couleur typique des prunes umeboshi qui en améliore également la saveur.

- Après un mois de fermentation, les prunes sont successivement sorties des cuves, séchées au soleil et remises dans la saumure durant la nuit. Ce procédé se répète durant 3 à 4 jours.

- Après quoi, elles retournent dans leur saumure pour une période de 6 mois à 1 an.

VALEUR NUTRITIVE

- La prune umeboshi est reconnue pour ses qualités nutritives et ses propriétés médicinales depuis des millénaires en Chine et au Japon.

- Elle a une bonne teneur en acide citrique (effet alcanisant).

- Elle se montre bénéfique pour les troubles digestifs (estomac, diarrhée…), l'insomnie et le manque d'appétit.

ACHAT ET CONSERVATION

- On trouve dans les magasins d'aliments naturels des prunes, de la pâte de prunes umeboshi et un extrait concentré (bainiku ekisu) présenté sous formes de «petites balles».

- Tous ces aliments à base de prunes umeboshi se conservent indéfiniment.

UTILISATION

- Leur saveur prononcée fait qu'on en utilise très peu à la fois.

- Dans les sushis (rouleaux de riz et algues nori), ce condiment est roi.

- Avec les sauces à salades, sa saveur est reine.

- Badigeonnées sur des épis de maïs, la surprise est totale!

- Avec des boissons chaudes, les prunes umeboshi calment les désordres digestifs (voir section «Recettes»).

LES LAITS LACTO-FERMENTÉS

Ma grand-mère, Délia de son prénom, me par«lait» avec enthousiasme du lait caillé qu'elle aimait manger avec des feuilles de laitue frisées. C'était très populaire «de son temps». De nos jours, ce sont les fromages et le yogourt qui ont pris la relève.

En plus du lait caillé et du yogourt, nous verrons le kéfir et le filia, les fromages ayant été décrits dans le Tome 1 du Guide....

À se rappeler : le lait se rapproche davantage d'un aliment liquide que d'une boisson.

«JE BOIS MON LAIT COMME ÇA ME PLAÎT, LACTO-FERMENTÉ POUR MA SANTÉ»!

1) Le lait caillé

• C'est simplement du lait cru qu'on laisse cailler spontanément, sans ajouter aucune culture.

• Les bactéries lactiques naturellement présentes dans le lait se développent et produisent de l'acide lactique qui provoque le caillage, c'est-à-dire la coagulation des protéines du lait (caséines) et la production de petit-lait ou lactosérum (liquide jaunâtre).

• C'est facile, il suffit de mettre le lait dans un bol, de le couvrir, de le placer dans un endroit chaud (20 à 30 °C) et de laisser fermenter pendant 12 à 48 heures, selon la température.

• Consommer frais, le plus rapidement possible. Brasser et déguster. Le lait caillé a un goût plus doux que le yogourt.

Égoutter pour obtenir un fromage frais et utiliser le lactosérum (dans les soupes, les crêpes ou pour faire le pain).

- Pour faire du lait caillé, le lait cru est l'idéal. Le lait pasteurisé peut néanmoins convenir. Cependant, avec le lait stérilisé (U.H.T.) qui n'a plus aucune bactérie lactique, c'est peine perdue!

2) Le yogourt

- Aliment originaire de Bulgarie où il fait partie du menu quotidien, il est maintenant bien accepté chez nous et occupe une place de choix parmi les aliments bons pour la santé.

- Ici, nous utilisons l'appellation *yogourt* ou *yoghourt*; en France on dit *yaourt* et en Grèce c'est le *yaourti*. Ce yaourti, fait avec du lait de brebis ou de chèvre, a une texture onctueuse tout simplement inoubliable!

- Pour obtenir du yogourt, on a besoin de Lactobacillus bulgaricus et de Streptococcus thermophilus, deux bactéries amies qui produisent de l'acide lactique à partir du lactose du lait. Le lait s'acidifie jusqu'à un pH de 4, ce qui prolonge la conservation jusqu'à 15 jours.

MODE DE PRÉPARATION

Comment faire son yogourt?

- Le yogourt se prépare facilement à la maison. C'est économique et de plus, on est assuré de la qualité du produit.

- Chauffer le lait dans une casserole épaisse jusqu'à ce qu'il frémisse ou qu'il atteigne 82°C. Attention, il faut remuer car le lait peut coller au fond.

- Le laisser refroidir jusqu'à 45°C et y ajouter la culture. On peut aussi utiliser comme culture une partie (environ 100 mL) du yogourt précédent ou un yogourt nature qu'on trouve dans le commerce.

- Bien mélanger et verser le lait ensemencé dans une yogourtière. Procéder rapidement pour conserver la bonne température.

- Laisser fermenter 4 à 5 heures sans remuer la yogourtière.

- Vérifier si le lait est coagulé, sinon laisser fermenter une autre heure, puis réfrigérer le yogourt.

NOTES :

- La recette est toujours détaillée sur les enveloppes de culture bactérienne.

- Si vous voulez utiliser votre yogourt pour votre prochaine culture, brasser le yogourt, prélever la quantité requise et réfrigérer aussitôt. Ce procédé peut se répéter plusieurs fois. Acheter une nouvelle culture lorsque votre yogourt devient trop acide.

- Si vous voulez ajouter des fruits, il faut le faire lorsque le yogourt est ferme.

DÉLICIEUX YOGOURT À CONSOMMER CHAQUE JOUR!

VARIANTES

Le yogourt se prépare aussi bien avec du lait de vache que de chèvre. Essayez-le également à partir du lait de soya, vous obtiendrez un yogourt consistant au goût de noix. On peut alors y ajouter un peu de vanille.

VALEUR NUTRITIVE

- Le yogourt constitue une bonne source de calcium, de phosphore et de potassium.

- Ses gras sont saturés et contiennent du cholestérol. Pour le yogourt du commerce, bien lire les étiquettes, la quantité de matières grasses (M.G.) varie beaucoup (de 0,5 à 10 %).

- On note une augmentation de l'acide folique (une vitamine du groupe B) par rapport au lait.

- Le yogourt est beaucoup plus digeste que le lait.

- Pour certaines personnes, selon leur degré d'intolérance au lactose, le yogourt représente une alternative au lait puisque :

  - une partie du lactose y est transformé en acide lactique,
  - la présence de lactase (enzyme) aide aussi à la digestion du lactose restant.

- Des enzymes produites par les bactéries pré-digèrent les protéines en les transformant en acides aminés. Conséquence : la digestion est plus rapide.

- Grâce à son apport en bactéries lactiques, le yogourt est réputé pour aider à reconstituer une flore intestinale affaiblie. Il est souvent conseillé de consommer des aliments lacto-fermentés et des bactéries lactiques en cas de prise d'antibiotiques.

- On dit qu'il favorise la longévité! Mais il faut ajouter que tout dépend du reste du menu et du mode de vie!

ACHAT ET CONSERVATION

- Le seul produit à privilégier est le yogourt nature qu'il faut néanmoins magasiner. BIEN LIRE LES ÉTIQUETTES car la qualité varie selon les marques. Un bon yogourt ne doit contenir que du lait et des bactéries lactiques.
  L'idéal est toujours le yogourt maison!

- Certains yogourts qu'on trouve dans le commerce contiennent du sucre (yogourt aux fruits) et des additifs (épaississants, colorants, etc.).

- Évitons les yogourts à boire pour les mêmes raisons.

- Ils se conservent au réfrigérateur au moins 2 semaines. Pour les yogourts que vous achetez, vérifier la date de péremption.

- Les cultures de yogourt se conservent près d'un an au réfrigérateur ou au congélateur. Vérifier la date de péremption.

UTILISATION

- Manger tel quel au déjeuner, au dessert, servi avec des fruits et... point n'est besoin de le sucrer!

- À incorporer aux recettes de soupes. Il se marie bien à la majorité des plats (céréales, légumineuses...).

- Il donne des sauces à salades surprenantes, des trempettes (avec de la mayonnaise) simples à faire et délicieuses, il remplace la crème fouettée sur le gâteau...

3) Le kéfir

- Originaire du Caucase, le kéfir est une boisson fermentée plus épaisse que le lait et moins que le yogourt. Elle est très populaire en U.R.S.S. et en Europe de l'Est.

- Cette boisson est très facile à préparer à partir de lait de vache, de chèvre ou même de soya. Le lait en poudre convient également.

- Contrairement au yogourt, la préparation du kéfir ne nécessite pas de cuisson. Il suffit d'ensemencer du lait avec des grains de kéfir ou une culture du commerce.

- C'est une fermentation à dominance lactique produite par des bactéries, mais on note aussi une légère production d'alcool (1 %) et de gaz carbonique provoquée par des levures. Elle donne un goût légèrement acide et pétillant.

MODE DE PRÉPARATION

Comment préparer le kéfir?

- Dans un pot de verre, recouvrir les grains de kéfir avec du lait. Les proportions à respecter sont de 1 pour 4; exemple : 60 mL (1/4 t.) de grains de kéfir pour 250 mL (1 t.) de lait.

- Recouvrir et laisser fermenter à la température de la pièce pendant 24 heures. Plus il fait chaud, plus la fermentation est rapide.

- Une fermentation longue donne un goût plus piquant. Pour obtenir une saveur plus délicate, réduire le temps de fermentation. De matin en matin, préparons et savourons notre kéfir!

- Recueillir les grains à l'aide d'un tamis et consommer le liquide recueilli, c'est à dire le kéfir.

- Conserver les grains et le kéfir au réfrigérateur.

NOTE : Pour refaire du kéfir, il suffit de rincer les grains avec de l'eau pure et recouvrir à nouveau avec du lait.

TELLEMENT SIMPLE ET NUTRITIF!

VALEUR NUTRITIVE

- Le kéfir possède les qualités des produits laitiers fermentés.

- Bénéfique pour la flore intestinale, il stimule la digestion et le péristaltisme.

- Il est utile pour les enfants, les femmes enceintes, les convalescents, les personnes âgées et les personnes traitées aux antibiotiques, tout le monde, quoi!

À propos des grains de kéfir

- Les grains de kéfir peuvent servir plusieurs années. Habituellement, on les reçoit d'une main amie. On peut les multiplier et les distribuer à son tour.

- Pour conserver les grains sur un courte période (1 à 2 semaines), mettre les grains rincés dans un bocal en verre et les recouvrir d'eau froide. Placer au fond du réfrigérateur.

Pour conserver les grains pendant une période plus longue, les rincer, les placer dans un contenant hermétique et les congeler.

- Pour réactiver, faire une première fermentation de 48 heures, ne pas la consommer, rincer les grains et recommencer. C'est reparti!

  - Si les grains étaient congelés, les mettre à tremper dans de l'eau à la température de la pièce durant 12 heures.

  - Égoutter et mettre les grains dans du lait penant 12 heures.

  - Égoutter, rincer et recouvrir de lait frais.

  NOTE : on peut utiliser des sachets de culture de kéfir vendus dans les magasins d'aliments naturels.

4) Le filia

- Lait fermenté très populaire dans les pays scandinaves, il est aussi appelé «lait long» ou «long fil», car il a une texture filante!

- De saveur douce, il se conserve très bien.

- C'est une fermentation lactique très facile à réaliser. Il suffit de recevoir la culture de quelqu'un. Il y en a déjà beaucoup en circulation. Je n'ai pas trouvé de culture dans le commerce.

- Sa valeur nutritive et ses utilisations sont semblables à celles du yogourt.

MODE DE PRÉPARATION

Comment préparer le filia?

C'est excessivement simple. Utiliser 60 mL (1/4 t.) de filia, 1L (4 t.) de lait de vache, de chèvre ou de soya.

- Mélanger le filia et le lait dans un pot d'un litre.

- Laisser reposer 6 à 12 heures à la température de la pièce. Et voilà, c'est prêt! À noter que l'été, le temps de fermentation est au plus court (6 heures).

- Conserver au réfrigérateur lorsqu'il est figé.

Attention : Sa texture se liquéfie si on le brasse trop.

Si vous rencontrez une personne qui vous offre du filia, acceptez-le, vous ne le regretterez pas... et faites-le circuler à votre tour!

Comment conserver la culture?

- Toujours conserver 60 mL (1/4 t.) de notre filia afin de s'en servir comme culture.

- Cette simple habitude permet de préparer du filia ad vitam æternam.

- Contrairement aux bactéries du yogourt, celles du filia ne supportent pas la congélation ni les températures excédant 40°C (104°F).

- La culture peut se garder plusieurs semaines au réfrigérateur sans être utilisée. Pour retrouver le goût et la texture d'origine, refaire simplement du filia.

NOIX ET GRAINES LACTO-FERMENTÉES

Les noix et les graines possèdent une valeur nutritive incontestable et constituent une base intéressante pour la fabrication de laits, de yogourts, de pâtés ou de «fromages» végétaux.

Tous ces produits peuvent être lacto-fermentés.

Voici les proportions de base pour préparer les sauces, les «fromages» et les pâtés de noix ou de graines.

	Sauce	«Fromage»	Pâté
Noix ou graines moulues finement	250 mL (1 t.)	500 mL (2 t.)	500 mL (2 t.)
Rejuvelac ou eau	500 mL (2 t.)	500 mL (2 t.)	75 mL (1/3 t.)
À mêler jusqu'à consistance de	mélange à crêpes	fromage crémeux	pâte épaisse
Temps de fermentation	4 à 8 h	12 à 24 h	24 à 48 h
Contenant	un bol recouvert d'une assiette	un bol recouvert d'une assiette	former en pâté sur une assiette recouverte d'un bol
Rendement	500 mL (2 t.)	500 mL (2 t.)	1 petit pâté

• Le temps et la température de fermentation font varier le goût. Plus la durée est longue, plus le goût s'acidifie. Plus il fait chaud, plus le temps de fermentation est court.

- Les produits ainsi fermentés se conservent 3 à 5 jours au réfrigérateur.

- La fermentation lactique augmente la digestibilité et la valeur nutritive.

LA FERMENTATION LACTIQUE, UN BIENFAIT À ADOPTER!

Bibliographie

- Aubert, C., *Les aliments fermentés traditionnels,* Terre vivante, Paris, France, 1985

- Bourdet, A., «La biochimie du pain» in *La Recherche,* n°74, 1977

- Cyr, R., *Initiation à la cuisine vivante,* Éditions La Voie d'Or, Rimouski, Québec, 1989

- Editors of the East West Journal, *Shoppers Guide to Natural Foods,* Avery Publishing Group Inc., New York, États-Unis, 1987

- Goden, B., «Le pain» in *Pour la science*, décembre 1981

- Hunter, B., *Yogourt, Kefir and Other Milk Cultures,* Keats Publishing Inc., New Canaan, 1973

- Monette, S., *Dictionnaire encyclopédique des aliments,* Québec/Amérique, Montréal, 1989

- Mongeau, S., *Le kéfir de lait,* Document de l'A.P.R.A.S., Montréal, 1986

- Shurtleff, W. and Aoyagi, A., *The Book of Miso,* Autumn Press inc., États-Unis, 1976

- Wigmore, A., Recipes for Longer Life, Hippocrates, Boston, États-Unis, 1978

CHAPITRE 12

D'autres produits à connaître

CÂPRES

- Les câpres sont les boutons floraux du câprier, arbuste vivace cultivé dans les régions méditerranéennes.

- Elles sont conservées dans du vinaigre et du sel et servent de condiment. Leur saveur aigre se marie bien à différents plats : poissons, pizzas, pâtes, salades, etc.

GINGEMBRE

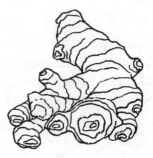

- Rhizome d'une plante exotique, on l'utilise frais ou séché (en poudre) pour rehausser la saveur de nombreux plats.

191

- On lui attribue aussi des propriétés médicinales : antiseptique, digestive et carminative, c'est-à-dire pouvant éliminer la flatulence. En tisane : 5 mL (1 c. à thé) de racine par 250 mL (1 t.) d'eau. Faire une décoction, c'est-à-dire faire bouillir 3 minutes et laisser reposer (infuser) 10 minutes.

- Le gingembre confère aux plats qu'il accompagne une saveur sans égale. Il faut l'essayer râpé, tranché ou en bâtonnets, cru ou cuit.

- Très utilisé dans la cuisine asiatique, il gagne en popularité en Occident.

- 15 mL (1c. à s.) de gingembre frais râpé équivalent à 0,5 mL (1/8 de c.à thé) de gingembre en poudre.

- Le gingembre frais se conserve au réfrigérateur dans un contenant hermétique. Il peut aussi se congeler tel quel.

KOUDZOU

- Fécule extraite de la racine d'une vigne, le koudzou qu'on trouve ici vient du Japon.

- Il est recherché pour ses propriétés culinaires (liant, épaississant) et médicinales (il soigne les désordres digestifs et intestinaux).

- À dissoudre dans l'eau froide.

- Il se conserve indéfiniment (comme les autres fécules) dans un endroit frais et sec.

- Pour les idées d'utilisation, consulter *The book of Kudzu* de W. Shurtleff et A. Aoyagi.

MIRIN JAPONAIS

- Cet alcool léger à saveur sucrée est utilisé comme condiment en cuisine.

- C'est un produit fermenté à partir de riz doux (glutineux), de riz koji comme culture et d'eau.

- L'alcool est présent dans le mirin à 14° et s'évapore rapidement lors de la cuisson.

MOTCHI

- C'est tout simplement du riz doux (glutineux) cuit et écrasé au pilon pour former un carré compressé qui se gonfle lors de la cuisson.

- Il constitue un «fast food» intelligent. On le trouve frais, emballé sous vide, ou congelé.

- Pour le cuire, simplement le griller des deux cotés dans une poêle à sec ou au four jusqu'à ce qu'il gonfle. Le manger tel quel en collation ou le couper dans les soupes.

THÉ

- Feuilles séchées du théier, arbuste originaire de Chine.

- La cueillette se fait avec soin. On ne récolte que les jeunes feuilles et les bourgeons terminaux appelés *pekoe*.

- Selon le procédé utilisé, on obtient du thé noir (fermenté naturellement) ou du thé vert (non fermenté).

- Le thé noir représente 98 % de la production mondiale.

- Les thés contiennent plusieurs substances dont la théine (identique à la caféine), des huiles, des tannins, des acides aminés et des vitamines.

- La théine est un stimulant et les tannins réduisent l'absorption du fer. La présence de ces deux substances dans votre tasse de thé dépend de la variété de ce dernier et du temps d'infusion. Plus c'est infusé, plus la théine et les tannins sont concentrés.

Thé bancha

- Mélange de feuilles de 3 ans du théier ainsi que de ses parties dures (tiges et brindilles).

- Les feuilles de 3 ans renferment très peu de théine et de tannins.

- Aussi appelé *thé de 3 ans*, il est très populaire chez les macrobiotiques.

Thé kukitcha

- Parties dures du théier (tiges et brindilles) sans les feuilles; il n'est donc pas tout à fait un thé.

- Les parties recueillies sont grillées à sec. Le kukitcha se sert en décoction.

- Fait intéressant, il ne contient pas de théine ni de tannins et sa saveur douce plaît.

Thé mû #9 ou #16

- Il existe 2 sortes de thé mû sur le marché. Ce sont des mélanges de plantes (9 ou 16) élaborés par Georges Oshawa en 1963 dans lesquels se retrouvent du ginseng, de la racine de réglisse, de la cannelle, du gingembre, du persil, etc.

- Cette boisson très aromatique est destinée à maintenir la vitalité tout en évitant la stimulation excessive.

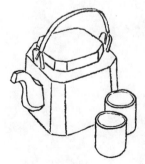

CHAPITRE 13

Pensons qualité

OBSERVATION

- De nos jours, quelle est la première question qui nous vient à l'esprit concernant un aliment?

- Qu'est-ce qui nous influence le plus lors de la consultation du menu au restaurant?

- Quelle est la raison principale qui oriente nos achats?

- Sur quoi la publicité met-elle trop souvent l'accent?

RÉPONSE

Une seule réponse pourrait convenir : la teneur en calorie.

Exemple : l'industrie du sucre a exploité au maximum cette façon de penser. Sa publicité nous révèle qu'une cuillérée à thé de sucre contient 16 calories, c'est-à-dire moins qu'une carotte crue! Alors, pourquoi se priver de sucre? Elle oublie de nous dire que la carotte contient du bêta carotène, des vitamines du complexe B, du potassium, des fibres, que c'est un aliment vivant, bénéfique pour la vision, pour le bon fonctionnement du foie, etc., alors que le sucre, produit extrait et raffiné ne contient... que du sucre.

De fait, l'industrie agro-alimentaire dispose de moyens impressionnants pour convaincre la population que tel produit complètement dégénéré et dégénérant est non seulement succulent mais qu'en plus, il est bon pour la santé!

MATIÈRE À RÉFLEXION

Au lieu de penser exclusivement en terme de «calorie» , que la notion de qualité fasse de plus en plus partie de notre quotidien. La qualité implique la valeur nutritive, le mode de culture BIOlogique, la fraîcheur d'un aliment, le moyen de conservation.

•   Au lieu de doser les menus selon les calories, choisir la qualité détend et rend superflus les savants calculs.

•   Un fait important à ne pas oublier pour bien se nourrir : les aliments doivent contenir des kilocalories, des éléments nutritifs, de la vitalité.

•   Un régime qui ne fournit pas un minimum de 1 400 à 1 500 kilocalories par jour est déficient en plusieurs éléments nutritifs, même si les aliments sont de bonne qualité!

•   Un régime très riche en kilocalories peut ne pas satisfaire nos besoins nutritifs parce que nous aurons oublié la QUALITÉ. Il est plus que temps que nos critères de qualité face à l'alimentation s'élèvent d'un cran.

MIEUX SE NOURRIR, UNE EXPÉRIENCE À PARTAGER :

1) Privilégier le changement progressif et DURABLE en intégrant une nouvelle habitude par mois.

   Suggestion :
   1er mois : boire davantage d'eau de source, jusqu'à 6 à 8 verres par jour.
   2e mois : manger des légumes verts chaque jour.
   3e mois : abandonner tous les aliments raffinés et manufacturés.
   4e mois : etc.

   À ce rythme, l'année sera très déterminante, n'est-ce pas?

2) Connaître les bonnes sources alimentaires des éléments nutritifs dont notre corps à besoin.

   Sur les milliers de substances différentes qui nous composent, 45 seulement sont dites essentielles car le corps ne peut les synthétiser :

   9 acides aminés, 2 acides gras, 13 vitamines, 21 minéraux à trouver dans les ALIMENTS.

   Se nourrir végétal, entier et frais... c'est la clé! et ce n'est pas sorcier!

3) S'intéresser à la nutrition car plus on acquiert de connaissance, plus on est en mesure de faire les bons choix alimentaires.

Bonne chance!

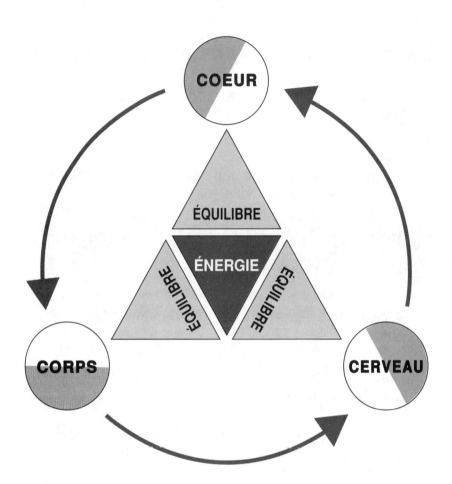

L'*ÉNERGIE*
à générer, à multiplier et à canaliser
vers

L'*ÉQUILIBRE*
de chaque individu, de tous les êtres
vivants et de la planète,

pour un
CODE D'ÉTHIQUE UNIVERSEL.

La santé est le carrefour où se
rencontrent toutes les dimensions de
l'Être.

CONCLUSION

Après la lecture des Tomes 1 et 2 du Guide de l'alimentation saine et naturelle, il est facile de s'apercevoir que la quête de la santé globale de l'individu passe nécessairement par un changement des habitudes alimentaires.

Cet engouement pour le *naturel* est beaucoup plus qu'une mode, il répond à un besoin d'équilibre.

Avec toutes les informations incluses dans ce volume, il nous reste à expérimenter, à notre rythme et avec notre propre conviction, afin d'agir dans le sens de la régénération.

Diffuser des connaissances et répondre de plus en plus aux mille et une questions que suscite cette recherche, voilà qui justifie cet intérêt constant porté au vaste et merveilleux domaine de l'alimentation naturelle...

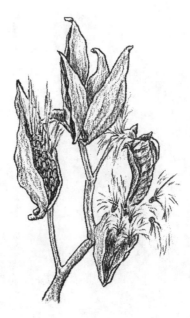

Section recettes

Passer du discours à la pratique... un beau programme en perspective.

Pour nous aider à le réaliser, la section des recettes est généreuse, claire et constitue un ajout intéressant à notre démarche.

Voici donc près de 150 recettes faciles à réaliser, savoureuses et qui nous permettent de découvrir les multiples utilisations de tous les aliments décrits dans la section «Théorie».

Mieux se nourrir, n'est-ce pas un plaisir à partager?

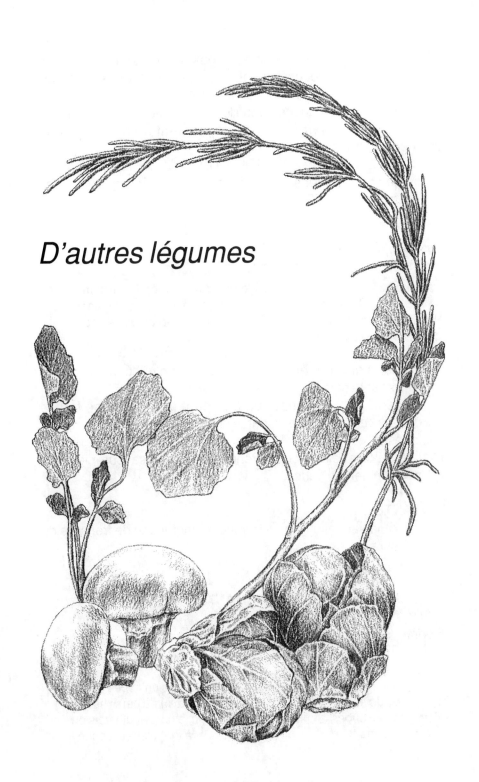

D'autres légumes

Manger beaucoup de légumes, un pas vers la santé!

Voici plusieurs recettes, variantes et idées de recettes pour nous inciter à augmenter notre consommation de légumes.

Si le temps nous manque, rappellons-nous que cuire un légume à la vapeur et le servir en accompagnement ne demande que quelques minutes.

À TOUS LES REPAS, AU MOINS UN LÉGUME IL Y AURA!

Pour les préparations et les utilisations des légumes, il faut se référer à la section «Théorie».

ARTICHAUT

1 artichaut	1 mL (1/4 c. à thé) de sel marin
60 mL (1/4 t.) d'huile d'olive	1 pincée de poivre de Cayenne
15 mL (1 c. à s.) de jus de citron	15 mL (1 c. à s.) de persil haché
2 gousses d'ail pressées	

- Préparer et cuire l'artichaut. Voir la section «Théorie».
- Préparer la sauce.
- Consommer l'artichaut en trempant la base d'une feuille dans la sauce et racler la partie charnue entre les dents, rejeter le reste.
- Lorsqu'on atteint le centre, enlever le foin et savourer le cœur avec un peu de sauce.

VARIANTE :
- Pour la sauce, utiliser la trempette onctueuse de fromage de chèvre (p. 304).

SALADE DE CŒURS D'ARTICHAUTS ET DE POMMES DE TERRE
6 portions

10 cœurs d'artichauts en conserve coupés en morceaux	12 olives noires
	1 poivron rouge en cubes
2 pommes de terre cuites coupées en cubes	15 mL (1 c. à s.) de persil haché
	15 mL (1 c. à s.) d'aneth frais ou
3 oignons verts	5 mL (1 c. à thé) d'aneth séché

Pour la sauce :

60 mL (1/4 t.) de yogourt nature   15 mL (1 c. à s.) de ciboulette
60 mL (1/4 t.) de mayonnaise   sel marin, poivre et paprika

- Mélanger le tout et servir accompagné d'une tranche de pain au levain.

ASPERGES À LA PLUS SIMPLE EXPRESSION

- Laver les asperges sous un filet d'eau froide.
- Cuire les asperges à la vapeur 5 à 8 minutes. Attention, ne pas trop les cuire.
  Servir arrosées de jus de citron et agrémentées de gomashio (sel de sésame).

VARIANTE :
- Les ajouter, coupées en diagonale, dans les salades de macaronis, de riz, de légumes, de germes...

CÉLERI-RAVE *4 portions*

La fameuse rémoulade

1 céleri-rave   15 mL (1 c. à s.) de yogourt
250 mL (1 t.) d'huile de tournesol   30 mL (2 c. à s.) d'herbes fraîches
30 mL (2 c. à s.) de moutarde   (persil, thym, ciboulette)
   de Dijon   sel marin et poivre
30 mL (2 c. à s.) de jus de citron

- Couper le céleri-rave en tranches épaisses et le peler. Râper grossièrement et cuire quelques minutes à la vapeur afin d'attendrir les fibres.
- Placer la moutarde dans un petit bol et battre en ajoutant l'huile en filet.
- Y ajouter le citron, le yogourt et les assaisonnements.
- Verser sur le céleri-rave râpé, mélanger et laisser mariner 2 heures.

Ce légume d'hiver est délicieux agrémenté de cette sauce rémoulade. Servir sur un lit de laitue romaine, décorer avec une rondelle de poivron rouge.

VARIANTE :
- Servir le céleri-rave cru, râpé finement dans les salades.

POTAGE DE CÉLERI-RAVE
4 personnes

1 gros céleri-rave (2 t.)
2 pommes de terre
30 mL (2 c. à s.) d'huile
1 L (4 t.) de bouillon de légumes

5 mL (1 c. à thé) de basilic
5 mL (1 c. à thé) de thym
sel marin et poivre

- Peler et couper le céleri-rave en cubes.
- Chauffer une poêle en fonte, y déposer l'huile et chauffer légèrement. Sauter le céleri-rave. Mettre en attente.
- Brosser les pommes de terre et les couper en cubes.
- Dans un grand chaudron, déposer les légumes et ajouter 1 L (4 t.) de bouillon.
- Porter à ébullition puis réduire la chaleur et laisser mijoter 20 minutes environ.
- Passer le tout au robot. Ajouter du lait ou du bouillon pour obtenir la consistance désirée.
- Assaisonner.
  Servir le potage au retour d'une randonnée de ski de fond. Doux et réconfortant.

POTAGE AUX CHAMPIGNONS ET AUX POIS VERTS
4 portions

Les champignons ont un goût délicat et se servent souvent en accompagnement ou en potage.

30 mL (2 c. à s.) d'huile

1 gousse d'ail

1 oignon haché fin

1 L (4 t.) de bouillon ou de lait
  (soya ou autre)

500 mL de champignons tranchés

1 carotte en cubes

30 mL (2 c. à s.) de fécule de
  marante

250 mL (1 t.) de pois verts congelés

15 mL (1 c. à s.) de gingembre
  frais râpé

30 mL (2 c. à s.) de tamari

45 mL (3 c. à s.) de persil frais
  haché

pincée de muscade

paprika

- Dans un chaudron, chauffer l'huile légèrement et y sauter l'ail et l'oignon 1 minute.
- Ajouter le bouillon, les légumes, et cuire 15 minutes.
- Diluer la fécule dans un peu de bouillon froid et épaissir le potage en portant le tout près du point d'ébullition.
- Assaisonner et servir immédiatement.

PLEUROTES SAUTÉS AUX PIGNONS, MA CHÈRE!

2 portions

Les champignons sautés sont irremplaçables. Essayer les nouvelles variétés cultivées : pleurotes, champignons couleur café, chanterelles. NE PAS LES LAVER, simplement les essuyer.

500 mL (2 t.) de pleurotes

15 mL (1 c. à s.) d'huile

2 gousses d'ail émincées

3 oignons verts en morceaux

30 mL (2 c. à s.) de persil haché

30 mL (2 c. à s.) de pignons de pin

- Nettoyer les champignons avec un linge et les couper en gros morceaux.
- Dans une poêle en fonte chaude ou un «wok», chauffer l'huile et sauter l'ail, les oignons verts émincés et le persil haché une minute.
- Ajouter les champignons et les pignons de pin et cuire.
  Servir avec du tempeh et du quinoa accompagnés de chou frisé cuit à la vapeur.

SHIITAKÉ

Le shiitaké est un champignon qui pousse sur le bois des shii ou de chêne, comme le pleurote. Au Japon, le shiitaké est aussi courant que le champignon blanc ici. On le trouve déshydraté, entier ou en morceaux dans les magasins d'aliments naturels et orientaux.

Pour une expérience gustative occasionnelle!

NOTE : Il faut faire tremper les shiitakés 20 minutes dans l'eau chaude avant de les utiliser.

SHIITAKÉS SAUTÉS

125 mL (1/2 t.) de shiitakés réhydratés
5 mL (1 c. à thé) d'huile
5 mL (1 c. à thé) de tamari

* Dans une poêle en fonte chaude, chauffer l'huile légèrement.
* Sauter les champignons environ 3 minutes.
* Ajouter le tamari et servir en accompagnement.

CHAYOTE

La chayote se substitue aux concombres et aux courgettes dans les recettes.

La chayote est un légume du sud, assez rare sur nos marchés. À consommer à l'occasion.

SALADE INUSITÉE *4 portions*

2 chayotes pelées et tranchées
250 mL (1 t.) de courge orangée
  râpée (citrouille, courge poivrée,
  etc.)

500 mL (2 t.) d'épinards en morceaux
sauce à salade à l'ail (p. 281)

- Composer la salade et savourer.

IDÉES DE RECETTES :
- Sauter avec des herbes.
- Cuire 20 minutes à la vapeur et servir en purée ou en tranches.
- On peut cuire le noyau et le manger.

CHOUX DE BRUXELLES À LA VAPEUR

3 choux de Bruxelles par personne
jus de citron

- Enlever les feuilles extérieures, rincer et faire une incision en forme de croix à la base des choux afin d'uniformiser la cuisson.
- Cuire à la vapeur jusqu'à ce qu'ils soient tendres (environ 10 à 15 minutes) SANS COUVERCLE.
- Ne pas trop cuire car ils ont tendance à devenir amers et pâteux.
- Couper en deux et arroser de jus de citron.
  C'est si simple et si bon!
  Servir avec le mets principal.

Les légumes cuits à la vapeur ne prennent que quelques minutes à préparer. Pourquoi s'en passer?

VARIANTE :
- Servir avec une sauce béchamel au lait de soya.

CHOUX DE BRUXELLES AUX COULEURS DE L'AUTOMNE
3 portions

30 mL (2 c. à s.) d'huile d'arachide
2 gousses d'ail émincées
1 oignon en demi-rondelles
1/2 poivron vert en quartiers
1/2 poivron rouge en quartiers
2 tomates en cubes

10 choux de Bruxelles coupés en deux
5 mL (1 c. à thé) de basilic frais haché
15 mL (1 c. à s.) de tamari
gomashio

- Dans un «wok», chauffer l'huile légèrement et sauter l'ail, l'oignon et les poivrons quelques minutes.
- Ajouter les tomates et les choux de Bruxelles.
- Assaisonner et cuire jusqu'à ce que les choux soient tendres.
- Garnir de gomashio.

VARIANTES :
- Sauter les choux avec des poireaux en rondelles.
- Ajouter des pistaches.
- Réchauffer à la vapeur des grains de maïs et des petits pois congelés et les ajouter aux choux de Bruxelles sautés.

PETITS CHOUX CRUS

Et oui, on peut les servir crus! Qui l'eût cru?

3 choux de Bruxelles par personne, coupés en deux
mayonnaise

- Napper les moitiés de choux après les avoir admirés et déguster.

VARIANTE :
- Couper finement les choux de Bruxelles et les incorporer à votre salade favorite.

BOK CHOY MINUTE

Bok choy

- Laver et trancher en grosses lanières.
- «Sauter à l'eau» : mettre un peu d'eau dans une poêle et cuire.
- Servir arrosé de jus de citron et saupoudré de gomashio. Un délice sain et rapide.

REPAS ÉCLAIR
2 à 3 portions

30 mL (2 c. à s.) d'huile
tempeh ou tofu en cubes
1 gros oignon en rondelles
500 mL (2 t.) de chou chinois en
  lanières

250 mL (1 t.) de fèves mung
  germées
tamari et poudre d'algues

- Dans un «wok», chauffer l'huile et ajouter les cubes de tempeh ou de tofu et les oignons. Cuire jusqu'à ce qu'ils soient légèrement dorés.
- Ajouter les lanières de chou chinois et un soupçon d'eau. Couvrir et cuire 1 minute.
- Ajouter les germes et assaisonner.
- Pour une finition lustrée, délayer 15 mL (1 c. à s.) de fécule de marante dans un peu d'eau, enrober les légumes et cuire 1 minute.

CHOU FRISÉ (KALE)

Le chou frisé, un ami à privilégier!

Généralement, il est considéré trop coriace pour le manger cru. Si l'on veut tenter l'expérience, il faut le couper finement. Essayez-le avec du chou rouge apprêté de la même manière.

La plupart du temps, on l'attendrit quelques minutes à l'eau bouillante salée ou à la vapeur.

Il se sert tel quel en accompagnement ou intégré à une recette. Le jus de citron lui sied à merveille.

VARIANTES :
- Une fois cuit, le couper et le sauter avec des tomates en quartiers.
- Intégrer des lanières de chou frisé aux quiches et aux salades.
- Dans la lasagne, disposer en alternant des couches de sauce, de pâte, de chou frisé et de minces tranches de tofu. Répéter.

COLCANNON
4 à 6 portions

Plat typiquement irlandais, réconfortant par temps froid.

6 pommes de terre moyennes,
  en dés
2 carottes en rondelles
3 grandes branches de chou frisé
  en lanières

1 poireau ou oignon en rondelles
500 mL (2 t.) de lait

- Couper les pommes de terre et les carottes et les cuire à la vapeur jusqu'à ce qu'elles soient très tendres.
- Enlever la tige du chou frisé et le cuire dans un peu d'eau bouillante salée pendant 5 minutes.
- Dans une poêle, placer le poireau ou l'oignon, ajouter le lait et laisser cuire pendant 5 à 7 minutes.
- Passer le chou frisé et le poireau au mélangeur ou au robot.
- Ajouter les 3/4 des pommes de terres et des carottes et mettre en purée.
- Placer la purée de légumes dans un bol à soupe, ajouter les morceaux de pommes de terres et de carottes qui restent pour le « petit croquant ».
- Assaisonner avec du sel marin et du poivre au goût, 15 mL (1 c. à s.) de persil haché fin et 15 mL (1 c. à s.) de ciboulette.

Très beau plat vert à servir en accompagnement.

TOMATES FARCIES AU CHOU FRISÉ
4 portions

4 tomates
30 mL (2 c. à s.) d'huile
2 gousses d'ail pressées
1 oignon émincé
2 branches de chou frisé coupé
  finement

250 mL (1 t.) de riz cuit
125 mL (1/2 t.) de mozzarella râpée
sel marin et poivre fraîchement
  moulu
thym, basilic, origan et persil

- Enlever le dessus des tomates, enlever la pulpe et réserver.
- Chauffer l'huile dans un «wok» ou une poêle et y sauter l'ail, l'oignon et le chou frisé.
- Ajouter le riz, le fromage mozzarella et la pulpe des tomates. Bien assaisonner.
- Farcir les tomates de ce mélange et cuire à 180°C (350°F), 10 minutes.

VARIANTES :
   - Utiliser des épinards à la place du chou frisé.
   - Garnir le dessus d'une mince tranche de mozzarella et cuire.

CHOU-RAVE
2 portions

Le chou-rave peut se substituer au rutabaga dans les recettes. Un légume savoureux qu'on devrait trouver plus facilement. Demandez-le à votre épicier.

SALADE DE CHOU-RAVE

Sa saveur délicate de radis ajoute une note printanière aux salades.

2 choux-raves
1/2 poivron rouge en cubes
1/2 poivron vert en cubes
60 mL (1/4 t.) de persil frais
   haché fin

sel marin, poivre et paprika
un filet d'huile d'olive
30 mL (2 c. à s.) de jus de citron

- Peler les choux-raves et les râper finement.
- Mélanger avec les légumes et les assaisonnements.
- Arroser d'un filet d'huile d'olive et de jus de citron.
- Réfrigérer un peu avant de servir.

Simple et rafraîchissant.

BÂTONNETS DE CHOU-RAVE SAUTÉS

3 choux-raves
30 mL (2 c. à s.) d'huile d'arachide

* Laver, couper en tranches, peler et couper les choux-raves en bâtonnets.
* Chauffer une poêle en fonte ou un «wok», y déposer l'huile, la chauffer légèrement et sauter les bâtonnets de chou-rave jusqu'à ce qu'ils soient tendres (environ 5 à 8 minutes).
* Assaisonner au goût et servir.

VARIANTES :
  - Cuire les bâtonnets à la vapeur.
  - Essayer avec des bâtonnets de rutabaga.

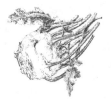

ENDIVES FARCIES 6 portions

Une entrée remarquée!

3 endives lavées et asséchées   125 mL (1/2 t.) d'olives vertes farcies
2 pommes rouges   mayonnaise
250 mL (1 t.) de noix de Grenoble

* Dans le robot (ou au couteau), couper en morceaux les noix et les pommes, trancher les olives et lier le tout avec un peu de mayonnaise.
* Farcir chaque feuille d'endive et servir.

NOTE :
  Éviter de laisser tremper les endives dans l'eau et de les laisser à la lumière, cela les rend amères.

VARIANTES :
- Farcir avec un mélange de tofu, mayonnaise, persil et poivron rouge.
- Farcir avec une purée de fèves rouges épicée.
- Farcir avec des œufs.
- Servir les feuilles d'endives en trempette.
- Remplacer les noix par des champignons émincés.
- Cuire les feuilles à la vapeur, farcir d'un mélange de riz aux légumes et gratiner au four.

SALADE D'ENDIVE COLORÉE
3 portions

1 endive
1 raddicchio
1 botte de cresson

1 orange ou 1 pamplemousse
125 mL (1/2 t.) de noix (au choix)

- Laver les feuilles extérieures de l'endive, du raddicchio et le cresson. Essorer. Couper l'endive en morceaux et retirer le cône amer situé à la base. Disposer joliment le tout dans un plat.
- Peler l'orange et disposer les quartiers dans le plat et ajouter les noix.

Servir avec du yogourt ou du fromage cottage.

VARIANTES :
- L'endive est délicieuse servie crue, en feuilles ou tranchée, ajoutée à différentes salades.
- Quelques feuilles d'endives apportent un touche d'élégance aux salades de verdure.
- Servir en salade avec des œufs durs.
- Servir l'endive comme les Flamands : coupée et citronnée, accompagnée de betteraves cuites coupées en dés, de quelques quartiers d'orange et parsemée d'œuf dur haché et de ciboulette.

ENDIVES BRAISÉES* *4 portions*

4 endives entières
15 mL (1 c. à s.) d'huile
jus de citron

sel marin et muscade fraîchement
moulue
60 mL (1/4 t.) d'eau

- Faire revenir les endives dans un plat allant au four.
- Arroser de jus de citron et assaisonner.
- Ajouter l'eau, couvrir et cuire au four à 180°C (350°F) environ 1 heure ou jusqu'à ce que le centre soit tendre. Servir.

VARIANTES :
- Détacher les feuilles des endives et procéder comme ci-haut.
- Disposer en rangée et alterner avec des tranches de tomates.
- Disposer les feuilles d'endives sur un lit d'oignon et cuire au four.
- Cuire à la vapeur, entières ou en feuilles. Servir avec une sauce béchamel au lait de soya et gratiner si désiré.

* Braiser : cuire à l'étouffée, c'est-à-dire dans un récipient avec couvercle, avec un peu de liquide, longuement et à feu doux.

FENOUIL D'AUTOMNE *4 portions*

Le fenouil au léger goût d'anis est délicieux cru ou cuit. À découvrir absolument!

1 bulbe de fenouil
1 tomate en cubes
500 mL (2 t.) de bettes à carde
   ou d'épinards

60 mL (1/4 t.) de jus de tomates
tamari et poudre d'algues
15 mL (1 c. à s.) d'huile
gomashio

- Laver et couper le fenouil en bâtonnets. Cuire à la vapeur 5 minutes. Conserver le feuillage pour décorer.
- Dans un «wok», chauffer l'huile légèrement et faire revenir les bâtonnets de fenouil et les cubes de tomates 2 minutes.
- Ajouter les bettes à cardes (feuilles et tiges en morceaux), le jus de tomates, cuire jusqu'à ce que les bettes à carde soient attendries et assaisonner.

Servir avec des cubes de tempeh (sautés ou cuits à la vapeur) et une tranche de pain au levain à l'ail. Simple et savoureux!

SALADE DE FENOUIL ET NOIX *5 portions*

1 bulbe de fenouil
1 endive
1 tomate en quartiers

1 oignon vert émincé (échalote)
60 mL (1/4 t.) de noix
sauce à l'ail

- Laver, couper les bulbes en deux puis les émincer en fines lanières.
- Couper les endives en petites rondelles.
- Ajouter des quartiers de tomates et les noix et arroser de votre sauce préférée.

Décorer avec des olives et des feuilles de fenouil.

FENOUIL IRRÉSISTIBLE *4 portions*

Préparation simple et rapide au goût très délicat!
À essayer absolument!

2 bulbes de fenouil avec
  2,5 cm (1 po) de tige
250 mL (1 t.) d'eau ou de bouillon
  de légumes
15 mL (1 c. à s.) d'huile
15 mL (1 c. à s.) de farine de blé

15 mL (1 c. à s.) de tamari
5 mL (1 c. à thé) de jus de citron
poivre
60 mL (1/4 t.) de feuilles de fenouil
  coupées finement

- Laver et couper les bulbes en laissant 2,5 cm (1 po) de tige.
- Les couper en deux et les placer dans un chaudron assez grand pour placer les fenouils côte à côte. Ajouter le bouillon et assaisonner.
- Porter le fenouil et le bouillon à ébullition à feu moyen. Couvrir et laisser mijoter 10 à 15 minutes à feu doux ou jusqu'à ce que les bulbes soient tendres. Placer les bulbes de fenouil dans un plat.
- Mélanger l'huile et la farine et épaissir le bouillon à feu moyen.
- Napper le fenouil et le garnir avec les feuilles.

VARIANTES :
- Braiser le fenouil en tranches.
- Braiser le fenouil au four à 180°C (350°F) durant 45 minutes.
- Gratiner les morceaux de fenouil.
- Braiser avec votre sauce tomate préférée.

IDÉES DE RECETTES

- **En purée :** cuire les bulbes de fenouil avec des pommes de terre et mettre en purée. Assaisonner au goût.
- **À la béchamel :** cuire le bulbes à la vapeur et napper d'une sauce béchamel ou autre.
- **En bâtonnets :** cuire à la vapeur, servir chauds ou froids avec une sauce au yogourt.
- **En garniture pour les crêpes :** cuire en morceaux à la vapeur, couper en lanières et garnir.
- **Fenouil sauté :** couper en bâtonnets et sauter dans un wok à feu vif avec un autre légume de couleur contrastante comme le poivron vert ou rouge. Assaisonner, ajouter les feuilles hachées et servir aussitôt avec du riz et du tofu. Le fenouil sauté conserve sa saveur d'anis.
- **En crudités :** servir en lanières à la place du céleri pour la collation ou la trempette.

Une fois qu'on le connaît, on se demande comment on a pu s'en passer!

GOMBOS À LA CRÉOLE 4 portions

Il font de la musique dans votre bouche!

10 petits gombos
15 mL (1 c. à s.) d'huile
1 gros oignon émincé
3 gousses d'ail
1 poivron vert en cubes

500 mL (2 t.) de tomates en dés
sel marin et poivre
1 mL (1/4 c. à thé) de poivre de
  Cayenne

- Essuyer les gombos plutôt que de les laver ou si vous les lavez, les assécher aussitôt.
- Les couper en tranches.
- Dans un «wok» ou une poêle, chauffer l'huile et sauter l'oignon, l'ail et le poivron. Ajouter les gombos tranchés et cuire 5 minutes.
- Ajouter les tomates, le sel marin et le poivre, couvrir et cuire jusqu'à ce que les gombos soient tendres. Ajouter un peu d'eau si nécessaire.
  Servir sur du riz avec des cubes de fromage feta, des arachides ou des noix comme garniture.

GOMBO MABOULE *8 croquettes*

8 gombos
1 œuf
30 mL (2 c. à s.) de semoule
    de maïs

5 mL (1 c. à thé) de basilic
une pincée de poivre de Cayenne
125 mL (1/2 t.) de semoule de maïs
sel marin au goût

- Essuyer les gombos et les émincer. Battre l'œuf et l'incorporer aux gombos. Assaisonner et ajouter 30 mL de semoule de maïs ou suffisamment pour former en croquettes.
- Former les croquettes à la cuillère, les enrober de semoule de maïs et les cuire 5 minutes de chaque côté dans une poêle non adhérente ou une poêle en fonte légèrement huilée.
  Servir avec la sauce de Berlin (p.281) ou dans un pain pita, avec de la luzerne, des tomates et un peu de sauce tahini.

SOUPE AUX LÉGUMES ET
AUX GOMBOS *8 portions*

Une soupe chaude d'ici avec une touche du sud.

15 mL (1 c. à s.) d'huile
8 gombos coupés fins
2 oignons émincés
3 branches de céleri en tranches
3 carottes en rondelles
500 mL (2 t.) de tomates en dés

125 mL (1/2 t.) de riz cru
1 1/2 L (6 t.) de bouillon de légumes
30 mL (2 c. à s.) de tamari
5 mL (1 c. à thé) de basilic
une petite feuille de laurier

- Cuire le riz dans le bouillon pendant 25 minutes.
- Dans une poêle, chauffer l'huile légèrement et sauter les légumes. Les ajouter dans le bouillon et cuire un autre 15 minutes.
- Assaisonner au goût et servir accompagné d'une tortilla de maïs.

À SAVOIR :

Le gombo coupé finement épaissit et enrichit à merveille les soupes et les sauces à cause d'une substance mucilagineuse qu'il contient.

VARIANTES :
- Remplacer le riz par du blé mou ou de l'orge mondé.
- Remplacer le riz par une petite légumineuse (lentilles ou pois cassés).

SALADE DÉLECTABLE *4 portions*

1 laitue Boston
2 oignons verts émincés

1 avocat en tranches
125 mL (1/2 t.) de pacanes

- Laver, essorer la laitue.
- Déposer tous les ingrédients dans un bol et y verser la sauce au basilic (p. 280).

POTAGE VERT POMME *4 portions*

1 L (4 t.) de jus de pomme
2 mL (1/2 c. à thé) de coriandre
2 oignons en morceaux
5 branches de bettes à carde
   coupées

3 branches de chou frisé (kale)
   coupées sans la tige

- Amener le jus de pommes à ébullition avec la coriandre.
- Ajouter les oignons et laisser mijoter 5 minutes.
- Ajouter la verdure et continuer la cuisson pendant 5 autres minutes.
- Passer au mélangeur et servir immédiatement.

POIS MANGE-TOUT EN DÉLICE *2 portions*

Rapide et nutritif! Une délicieuse découverte : les oignons cuits à la vapeur!

1 oignon en rondelles   jus de citron
2 branches de céleri en biseaux   gomashio
12 pois mange-tout

- Amener l'eau à ébullition, placer tous les légumes dans le «cuit-vapeur» ou la «marguerite». Cuire jusqu'à ce que le céleri soit tendre.
  Servir arrosé de jus de citron et rehaussé de gomashio.

IDÉES DE RECETTES POUR LES SALADES DE VERDURE

- Combiner 1 ou 2 variétés de verdure,
  - ajouter 1 variété de noix ou de graines,
  - ajouter au choix 1 légume cru ou cuit.
  Servir avec une sauce à salade.

VARIANTES :
  - Cresson, grains de maïs, poivron vert.
  - Chou chinois, scarole, pommes.
  - Chicorée, laitue Boston et pois mange-tout coupés en biseaux.
  Les possibilités sont infinies.

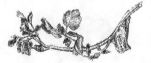

SALSIFIS... LA PREMIÈRE FOIS!

Le salsifis pelé et cru s'oxyde très vite, il faut le plonger dans une eau citronnée ou vinaigrée pour l'empêcher de noircir.

6 salsifis

- Laver les salsifis, couper en morceaux de 5 cm (2 po) et cuire 15 minutes à la vapeur.
- Peler après la cuisson.
- Assaisonner au goût et servir tel quel.
  Saveur délicate à découvrir!

VARIANTES :
- Cuire les salsifis avec d'autres légumes, comme des carottes ou des pommes de terre.
- Servir en morceaux, nappés d'une sauce béchamel au lait de soya.
- Dans un bol, battre 2 œufs, y ajouter votre herbe favorite. Former des petites croquettes avec les salsifis mis en purée, les enrober du mélange d'œufs puis de chapelure et les faire dorer à la poêle dans un peu d'huile.

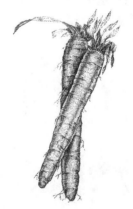

GALETTE DE SALSIFIS *4 portions*

Facile et intéressant!

1 gros oignon
1 carotte
5 à 6 salsifis
30 mL (2 c. à s.) d'huile d'arachide

2 œufs battus
15 mL (1 c. à s.) de tamari
15 mL (1 c. à s.) de poudre d'algues

- Couper l'oignon finement, râper la carotte et en dernier lieu râper les salsifis car ils s'oxydent très rapidement. Mélanger avec les œufs battus. Assaisonner.
- Chauffer une poêle, chauffer la moitié de l'huile et y ajouter les légumes.
- Presser le mélange avec une spatule et cuire environ 5 minutes jusqu'à ce que le dessous soit doré.
- Placer une assiette sur la poêle et retourner la galette.
- Ajouter le reste de l'huile et cuire l'autre côté.

VARIANTE :
    - Omettre les œufs et manger en légumes sautés.

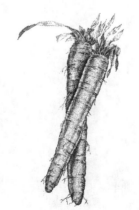

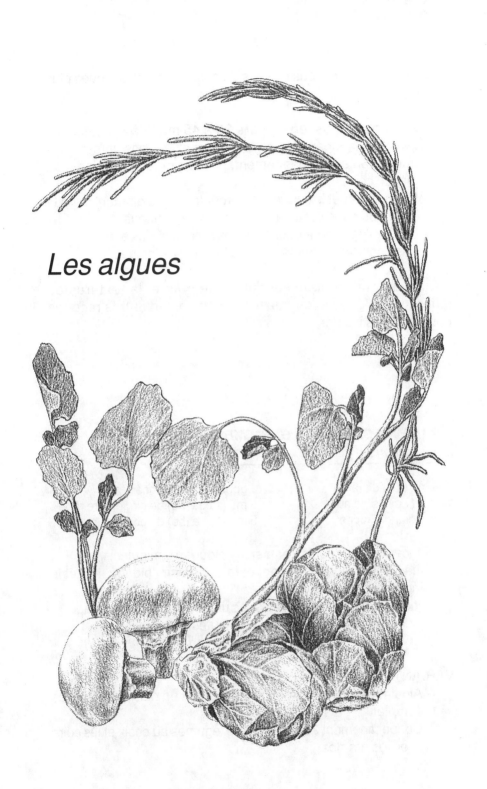

Les algues

Voici quelques moyens simples de consommer des algues plus souvent :

- À chaque repas, en prendre 30 à 45 mL (2 à 3 c. à s.), les laver, les tremper pour les réhydrater et les consommer telles quelles en accompagnement, ou les ajouter à la salade, au plat de céréales, etc.
- Les tremper et les cuire en morceaux en les ajoutant dans la soupe ou dans l'eau de cuisson des légumineuses.
- Utiliser l'agar-agar pour faire des gelées et des aspics.
- Assaisonner vos mets avec de la poudre d'algues.

Puis un jour, lorsque la couleur, le goût et la texture des différentes algues seront devenus familiers, d'autres recettes pourront vous inspirer.

ARAMÉ AU CARI ET AU GINGEMBRE
2 à 3 portions

250 mL (1 t.) d'aramé
15 mL (1 c. à s.) d'huile
1 gros oignon haché

1 gousse d'ail émincée
5 mL (1 c. à thé) de gingembre râpé
5 mL (1 c. à thé) de poudre de cari

- Rincer, égoutter puis tremper les algues 10 minutes.
- Chauffer l'huile légèrement et faire revenir l'oignon, l'ail et le gingembre.
- Ajouter le cari et les algues avec un peu d'eau de trempage.
- Couvrir et laisser cuire 20 à 30 minutes.
  Servir avec des pâtes et un légume vert.

VARIANTES :
- Ajouter des tranches de tofu pour servir un plat de résistance complet.
- Couper finement 250 mL (1 t.) de légumes au choix et les cuire avec les aramés.

TOFU À L'ARAMÉ
4 portions

Repas rapide et nutritif.

125 mL (1/2 t.) d'algues aramé
15 mL (1 c. à s.) d'huile
  d'arachide
1 oignon en rondelles
1 gousse d'ail émincée

1 poivron vert en cubes
2 carottes en bâtonnets
225 g (1/2 bloc) de tofu émietté
  au robot

- Laver et laisser tremper les algues dans de l'eau tiède.
- Dans un «wok», chauffer l'huile légèrement, y faire revenir l'oignon et l'ail. Ajouter les autres légumes et laisser cuire 3 minutes.
- Bien égoutter les algues et les ajouter aux légumes avec le tofu émietté.
- Faire cuire quelques minutes et servir assaisonné de tamari.

DULSE TRAITÉE AUX PETITS OIGNONS
3 à 4 portions

250 mL (1 t.) de dulse
3 oignons moyens
500 mL (2 t.) d'épinards

30 mL (2 c. à s.) de tamari
15 mL (1 c. à s.) de gomashio
250 mL (1 t.) de fromage mozzarella

- Rincer les algues et les laisser tremper 10 minutes dans l'eau.
- Couper les oignons en demi-rondelles et les faire sauter dans une poêle non-adhérente, sans corps gras.
- Ajouter les algues avec un peu d'eau de trempage et les épinards en morceaux.
- Couvrir et faire cuire 2 minutes.
- Ajouter le tamari, le gomashio et le fromage.
- Couvrir et laisser reposer 1 minute.
  Servir avec une céréale cuite (riz ou millet).

RIZ À LA DULSE DE L'ATLANTIQUE
4 à 5 portions

À savourer avec des baguettes, bien sûr!

125 mL (1/2 t.) de dulse
30 mL (2 c. à s.) d'huile
250 mL (1 t.) de champignons
  tranchés
2 oignons en lamelles
2 gousses d'ail émincées
250 mL (1 t.) de pois verts
250 mL (1 t.) de carottes
  en bâtonnets

250 mL (1 t.) de bouillon de légumes
15 mL (1 c. à s.) de tamari
15 mL (1 c. à s.) de thym frais
  ou 2 mL (1/2 c. à thé) séché
15 mL (1 c. à s.) de persil
750 mL (3 t.) de riz cuit

- Laver les algues, les tremper quelques minutes puis les égoutter.
- Chauffer l'huile dans un «wok», ajouter les champignons, les oignons et l'ail. Faire sauter légèrement.
- Ajouter les autres légumes et brasser rapidement.
- Ajouter les algues et le bouillon. Faire cuire jusqu'à ce qu'ils soient tendres.
- Ajouter le tamari et les herbes. Servir sur du riz.

VARIANTES :
- Remplacer les pois verts par une légumineuse cuite.
- Ajouter 30 mL (2 c. à s.) de jus de citron et 15 mL (1 c. à s.) de miel pour obtenir une saveur aigre-douce.
- Pour pousser l'aventure plus loin, ajouter 5 mL (1 c. à thé) de gingembre frais râpé et 125 mL (1/2 t.) de raisins secs ou d'ananas en morceaux. Surprenant!

DULSE EN SALADE *3 à 4 portions*

Simple à préparer et joli à présenter!

250 mL (1 t.) de dulse ou autre algue
500 mL (2 t.) de riz cuit
500 mL (2 t.) de pois verts frais
  ou décongelés quelques minutes à la vapeur
1 poivron rouge en cubes

- Laver la dulse et la laisser tremper seulement 5 minutes.
- Couper les algues en morceaux et les disposer joliment dans un bol à salade avec le riz et les légumes.
- Arroser d'un filet d'huile de carthame, de jus de citron et de tamari et mélanger.
  Ce plat se mange chaud ou froid.

VARIANTE :
  - En saison, utiliser les pois mange-tout coupés en diagonale.

SOUPE DOUCE À LA DULSE
6 à 8 portions

---

250 mL (1 t.) de dulse	1 oignon haché
750 mL (3 t.) d'eau	2 branches de céleri tranchées
6 pommes de terre moyennes	5 mL (1 c. à thé) de sel marin
15 mL (1 c. à s.) d'huile	1 mL (1/4 c. à thé) de poivre

- Rincer les algues et les laisser tremper quelques minutes dans l'eau froide. Les égoutter et les couper finement.
- Cuire les pommes de terre et les mettre en purée.
- Dans un chaudron, chauffer l'huile légèrement et faire revenir doucement l'oignon et le céleri pendant 10 minutes. Ajouter la dulse et faire cuire 5 minutes.
- Verser l'eau, amener à ébullition et laisser mijoter 15 minutes.
- Ajouter la purée de pommes de terre. Assaisonner et laisser mijoter encore quelques minutes.
- Ajouter une noix de beurre avant de servir (facultatif).
  Note : Il est important de goûter à la soupe avant de la saler.

CRÊPES ORANGÉ ET NOIR
8 portions

Délicieux et très joli !

Pâte à crêpe sans œufs :

250 mL (1 t.) de farine à pâtisserie	2 mL (1/2 c. à thé) de sel marin
375 mL (1 1/2 t.) de lait de soya ou d'eau	un peu d'huile

Garniture :

1 patate douce cuite en purée 2 oignons hachés fins
125 mL (1/2 t.) d'hijiki coupé fin 15 mL (1 c. à s.) de tamari

- Préparer la pâte à crêpe en mélangeant tous les ingrédients dans un bol et en ajoutant le liquide aux ingrédients secs. IMPORTANT : Laisser en attente de 1/2 h à 2 heures.
- Laver et tremper l'hijiki 15 minutes. Égoutter et couper en petits morceaux.
- Faire cuire les oignons à feu moyen sans corps gras dans une poêle non adhérente, y ajouter les algues et le tamari. Laisser dans un bol en attente.
- Faire cuire les crêpes minces dans une poêle à feu moyen avec un minimum d'huile, ou sans huile, dans une poêle non adhérente.
- Sur chaque crêpe, étendre de la purée de patate douce et le mélange algue-oignon. Rouler et couper en morceaux. Servir de façon à ce qu'on voit la garniture.
  Donne 4 à 6 crêpes ou une vingtaine de rouleaux.

SPAGHETTIS À L'AIL ET AUX ALGUES

pâtes soba huile d'olive
  (spaghettis au sarrasin) aramé ou hijiki
carottes en biseaux oignons verts
ail émincé

- Cuire les pâtes dans de l'eau salée portée à ébullition.
- Cuire les carottes à la vapeur, les garder croquantes.
- Faire sauter l'ail dans un peu d'huile d'olive. Ajouter les algues trempées, égouttées et coupées en petits morceaux et les carottes.
- Disposer le tout sur les spaghettis et servir garni avec des oignons verts.

VARIANTE :
  - Utiliser des pâtes UDON (blé), 30 mL (2 c. à s.) d'ao-nori (nori en flocons) et des cubes de poivron rouge sautés.

KOMBU EN SAUCE BLANCHE

250 mL (1 t.) de kombu
2 carottes en bâtonnets
2 oignons en rondelles
375 mL (1 1/2 t.) de sauce
   béchamel au lait de soya

gomashio (sel de sésame)
30 à 45 mL (2 à 3 c. à s.) de
   tamari, selon le goût

- Laver le kombu, le tremper 15 minutes et couper en morceaux.
- Le cuire à l'eau bouillante salée environ 45 minutes.
- Cuire les carottes et les oignons à la vapeur et les déposer dans un plat allant au four.
- Faire la sauce béchamel avec du lait de soya ou autre.
- Égoutter les algues et les ajouter aux légumes.
- Ajouter la béchamel et le tamari. Bien mélanger.
- Recouvrir de gomashio et faire cuire 15 minutes au four à 180° C (350° F).
  Servir le tout avec des tiges de brocoli cuites à la vapeur et une tranche de tempeh grillée.

SOUPE AUX POIS VERTS CASSÉS
ET KOMBU 4 portions

15 cm (6 po) d'algue kombu
1,25 L (5 t.) d'eau
250 mL (1 t.) de pois verts cassés
1 carotte en cubes
2 branches de céleri en biseaux

1 oignon émincé
1 pincée de sel marin
45 mL (3 c. à s.) de tamari
persil émincé

- Rincer le kombu et le couper en petits morceaux.
- Mettre les pois et les morceaux d'algue dans l'eau, amener à ébullition. Réduire la chaleur et laisser mijoter 45 minutes.
- Ajouter les légumes et cuire jusqu'à ce qu'ils soient tendres.
- Ajouter le tamari et servir le tout décoré avec du persil émincé. Le kombu ajoute couleur et texture à cette soupe délicieuse. À essayer!

VARIANTES :
   - Passer la soupe au mélangeur.
   - Utiliser des pois verts frais ou congelés.

CASSEROLE DE LENTILLES AU KOMBU
4 à 5 portions

Bon, chaud et nourrissant!

15 cm (6 po) de kombu
250 mL (1 t.) de lentilles brunes
1 L (4 t.) d'eau
3 carottes en rondelles

1 gros oignon
5 mL (1 c. à thé) de thym
tamari
parmesan râpé

* Laver le kombu et le laisser tremper 15 minutes. Égoutter, le couper en morceaux.
* Mettre les lentilles avec le kombu dans l'eau. Porter à ébullition. Réduire la chaleur et laisser mijoter 1 1/2 heure.
* Ajouter les légumes et mijoter une autre demi-heure.
* Assaisonner avec le thym et du tamari selon le goût.
  Servir en saupoudrant 15 mL (1 c. à s.) de parmesan sur chaque bol. Accompagner de pain de seigle.

LES SUSHIS POUR LES AMIS

Les sushis représentent une entrée à la japonaise très appréciée. Il sont très simples à préparer et apportent nouveauté et raffinement lors d'une soirée entre amis ou dans un «sushi bar».

Les sushis sont faits de riz roulé dans une feuille de nori et farci de différentes garnitures.

375 mL (1 1/2 t.) de riz à grains courts*
4 feuilles de nori
15 mL (1 c. à s.) de mirin (alcool léger et sucré de riz doux,
pour usage culinaire seulement) ou de vinaigre de riz

Garniture :
15 mL (1 c. à s.) de pâte de
  prunes umeboshi
2 carottes coupées en julienne,
  crues ou légèrement cuites à
  la vapeur
1 concombre anglais en bâtonnets
  ou des queues d'oignons verts

Sauce :
125 mL (1/2 t.) de tamari
125 mL (1/2 t.) d'eau
gingembre frais finement râpé
  ou utiliser la sauce teriyaki (p. 283)

234

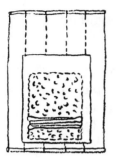

* Le riz à grains courts est tout indiqué dans la confection des sushis car il a une texture collante. On peut aussi utiliser du riz basmati blanc si on le désire... une fois n'est pas coutume!

- Laver et cuire le riz dans 2 fois son volume d'eau. Ajouter le riz à l'eau froide pour qu'il soit plus collant. Portée à ébullition, réduire la chaleur et cuire 45 minutes.

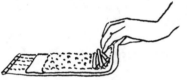

- Griller les feuilles de nori en les passant plusieurs fois et rapidement sur l'élément de la cuisinière (feu moyen) jusqu'à ce qu'elles deviennent vertes et croustillantes. Laisser en attente.

- Laisser tiédir le riz et ajouter le mirin (ou vinaigre de riz ou jus de citron).

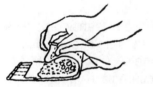

- Pour rouler le riz dans le nori, on peut utiliser une petite natte de bambou (cela fait plus japonais et c'est plus facile) ou simplement les mains.

- Placer la feuille de nori sur la natte ou sur une autre surface, le côté brillant en dessous, et y étaler, avec les doigts passés à l'eau froide, une mince couche de riz, environ 1/2 cm (1/4 po) en laissant la bordure du côté opposé à vous, sans riz, afin de pouvoir sceller le rouleau.

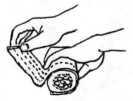

- Placer la garniture de votre côté à 2,5 cm du bord : une mince lisière de pâte de prunes umeboshi, une rangée de carottes, de bâtonnets de concombres ou d'oignons verts.

- Rouler le nori avec les doigts en vous aidant de la natte (facultatif).
- Le nori, grâce à l'humidité dégagé par le riz, adhérera à son extrémité. Sinon, utiliser un peu d'eau pour sceller le rouleau.
- Couper le rouleau (avec un couteau tranchant et mouillé) en 8 parties égales en commençant par le centre, etc.
- Disposer joliment vos sushis dans un assiette.

Servir en entrée ou en accompagnement :
- Dans une petite assiette, déposer un sushi, 3 radis lacto-fermentés et une feuille de chou vert frisé (kale).
- Accompagner d'une petite sauce (eau, tamari, gingembre ou tériyaki) servie dans un petit bol individuel.

VARIANTES POUR LA GARNITURE DES SUSHIS :
- Des asperges cuites à la vapeur.
- Des épinards cuits à la vapeur et pressés dans un tamis pour en extraire l'eau.
- Des avocats coupés en longueur et arrosés de jus de citron pour les empêcher de noircir.
- Du gomashio (sel de sésame) pour assaisonner.
- Des tranches de tofu ou de tempeh grillées (sans corps gras, oui c'est possible!) dans une poêle en fonte chaude ou non adhérente puis découpées en bâtonnets.
- Des fèves jaunes ou vertes cuites entières à la vapeur.
- Des betteraves cuites et coupées en bâtonnets. Couleur et saveur gagnantes.
- Des tranches de gingembre mariné.
Composer selon l'inspiration et bon appétit!

RIZ AUX LÉGUMES AVEC NORI
4 à 5 portions

375 mL (1 1/2 t.) de riz à grains longs
750 mL (3 t.) d'eau
3 carottes en allumettes
1 gros oignon émincé
3 branches de céleri en biseaux

60 mL (1/4 t.) de graines de tournesol
45 mL (3 c. à s.) de tamari
5 mL (1 c. à thé) de cumin moulu
1 feuille de nori grillée au-dessus d'un élément de cuisinière

- Laver le riz. Faire bouillir 750 mL (3 t.) d'eau. Y ajouter le riz, réduire la chaleur au minimum, couvrir et laisser cuire 45 minutes (ou utiliser 750 mL (3 t.) de riz déjà cuit).
- Cuire les légumes quelques minutes à la vapeur, les garder croquants.
- Dans un «wok», mélanger le riz, les légumes, le graines de tournesol grillées, le tamari et le cumin.
- Y émietter la feuille de nori et déguster chaud.

VARIANTES :
- Ajouter une légumineuse (fèves, tofu, tempeh...) pour compléter les protéines.
- Ajouter 125 mL (1/2 t.) de raisins secs et 125 mL (1/2 t.) de yogourt. Servir chaud ou froid.
- Utiliser des noix de Grenoble grillées légèrement dans une poêle, à sec, à la place des graines de tournesol. Délicieux!

WAKAMÉ AUX CAROTTES

Le soleil et la mer dans votre assiette!

15 cm (6 po) de wakamé
15 mL (1 c. à s.) d'huile
2 gousses d'ail émincées
1 oignon coupé en rondelles

3 carottes râpées grossièrement
30 mL (2 c. à s.) de tamari
30 mL (2 c. à s.) de jus de citron

- Laver le wakamé et le faire tremper 5 minutes.
- En détacher la tige principale et le couper en lanières.
- Dans une poêle ou un «wok», chauffer l'huile légèrement et faire sauter l'ail et l'oignon environ 3 minutes.
- Ajouter les carottes et le wakamé avec un peu de liquide.
- Couvrir et laisser mijoter 15 minutes à feu moyen.
- À la fin, ajouter le tamari et le jus de citron.
  Servir accompagné d'une céréale au choix et de tranches de tofu au gingembre.

ASPIC AUTOMNAL *6 portions*

Des couleurs au menu!

1 L (4 t.) de bouillon de légumes
1 petit poireau émincé
4 carottes en rondelles et en
   forme de cœur

500 mL (2 t.) de céleri coupé fin
60 mL (4 c. à s.) d'agar-agar en
   flocons
5 mL (1 c. à thé) de sel marin

- Ajouter les légumes et le sel au bouillon et laisser mijoter 10 minutes. Les garder croquant.
- Ajouter l'agar-agar. Amener au point d'ébullition, réduire la chaleur et faire cuire en brassant jusqu'à ce que l'agar-agar soit complètement dissout.
- Verser dans un moule huilé et laisser prendre. Réfrigérer. Démouler et déguster accompagné d'une soyanaise (mayonnaise au tofu).

SOYANAISE

Une trempette exquise et légère!

250 mL (1 t.) de tofu soyeux
30 mL (2 c. à s.) d'huile d'olive
30 mL (2 c. à s.) de jus de citron
1 gousse d'ail

5 mL (1 c. à thé) de moutarde de Dijon
2 mL (1/2 c. à thé) de sel marin
2 mL (1/2 c. à thé) de poudre d'oignon
fines herbes au choix

- Placer tous les ingrédients au mélangeur jusqu'à consistance onctueuse.

NOTE :
   Pour obtenir une texture crémeuse, il est important d'utiliser du tofu soyeux.

ASPIC DE BETTERAVES

Appétissant et original!

45 mL (3 c. à s.) d'agar-agar en flocons	60 mL (1/4 t.) de miel
200 mL (3/4 t.) de jus de betteraves ou d'eau de cuisson	2 mL (1/2 c. à thé) de sel marin
60 mL (1/4 t.) de vinaigre de cidre **ou** de jus de citron	5 à 6 betteraves moyennes en dés
	200 mL (3/4 t.) de céleri en dés
	15 mL (1 c. à s.) d'oignon haché

- Laisser tremper l'agar-agar dans l'eau et le jus de betteraves pendant environ 15 minutes. Porter à ébullition, réduire jusqu'à ce que l'agar-agar soit dissout.
- Ajouter le miel, le sel marin et le vinaigre.
- Laisser prendre jusqu'à la consistance d'un blanc d'œuf et ajouter les légumes coupés en dés.
- Déposer dans un moule huilé. Réfrigérer et démouler.

D'autres recettes avec l'agar-agar se trouvent dans la section des desserts.

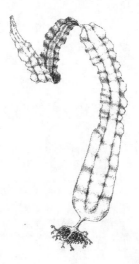

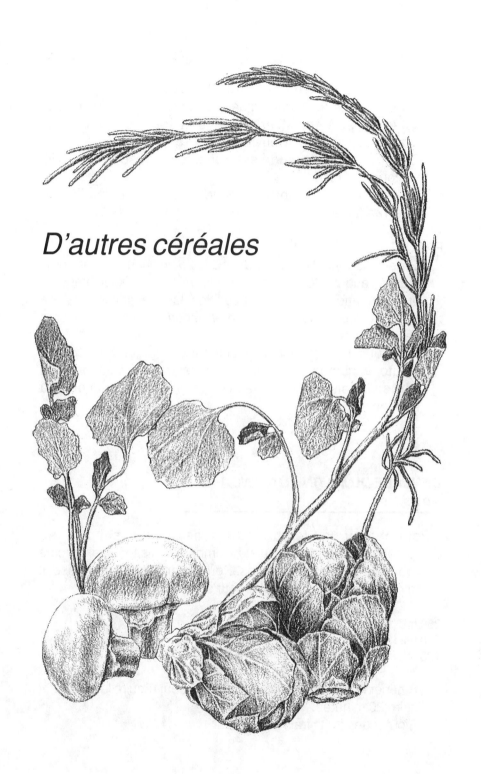

D'autres céréales

À PROPOS DU QUINOA

- Relire la section «Théorie» qui traite du quinoa.
- **Cuisson** : mettre le quinoa dans deux fois son volume d'eau salée portée à ébullition. Ramener à ébullition. Réduire la chaleur au minimum. Couvrir et cuire 15 minutes.
- Cuit, le grain de quinoa est translucide et son germe qui l'entoure est blanc.
- 250 mL (1 t.) de quinoa cru donne 1 L (4 t.) de quinoa cuit... Quel rendement!

FACULTATIF :
- Griller légèrement le quinoa dans une poêle chaude, sans corps gras, en augmente la saveur de noix : avant la cuisson, pendant que l'eau atteint son point d'ébullition, laver et griller le quinoa jusqu'à ce que les grains se colorent légèrement et qu'un arôme délicat se dégage.
- On peut cuire le quinoa avec une autre céréale. Dans ce cas, ajouter le quinoa 15 minutes avant la fin de la cuisson de la céréale choisie. Ajouter les volumes d'eau requis pour la cuisson.

CÉRÉALE DU MATIN AU QUINOA
4 portions

Pour obtenir une texture crémeuse, il s'agit simplement d'augmenter le volume d'eau et le temps de cuisson. Ce principe prévaut pour toutes les céréales. Pour obtenir une crème lisse, il faut moudre les grains au mélangeur avant de cuire.

250 mL (1 t.) de quinoa
750 mL (3 t.) d'eau
125 mL (1/2 t.) de fruits secs trempés la veille

- Amener l'eau à ébullition, ajouter le quinoa, réduire la chaleur et cuire 20 minutes.
- Ajouter des fruits frais ou séchés.

CASSEROLE PIQUANTE AU QUINOA
4 à 5 portions

500 mL (2 t.) de quinoa déjà cuit
15 mL (1 c. à s.) d'huile d'olive
3 gousses d'ail
1 oignon
1 tomate
1 poivron vert
1 carotte en dés

5 branches de persil haché
2 mL (1/2 c. à thé) de poivre de
   Cayenne
2 mL (1/2 c. à thé) de paprika
30 mL de ketchup maison ou chutney
   aux mangues (facultatif) (p.285)
sel marin

- Dans une poêle assez grande, faire revenir l'ail et l'oignon dans l'huile.
- Ajouter la tomate, le poivron et la carotte. Couvrir et laisser mijoter pendant 10 minutes.
- Ajouter les assaisonnements sauf le sel, puis le quinoa.
- Saler au goût.
  On peut ajouter plus d'épices pour obtenir un plat plus «piquant» du sud.
  Accompagné d'une salade verte, c'est délicieux.

SALADE DE QUINOA ET DE TOFU
4 portions

125 mL (1/2 t.) de quinoa
250 mL (1 t.) d'eau
275 g (1/2 bloc) de tofu ferme
2 tomates en quartiers
1 branche de céleri coupée fin

2 poivrons verts en cubes
2 oignons verts émincés
1 bouquet de persil émincé
12 olives noires

- Mettre le quinoa dans l'eau bouillante, réduire la chaleur au minimum, couvrir et cuire 15 minutes, refroidir en plongeant le chaudron dans l'eau froide, ou utiliser 500 mL (2 t.) de quinoa cuit et refroidi.
- Couper le tofu en très petits cubes.
- Dans un bol, mélanger tous les ingrédients.
- Assaisonner avec un filet d'huile d'olive, du jus de citron, de la poudre de cari et du tamari.
  Servir sur un lit de laitue ou en garnir les feuilles et les rouler.

VARIANTES :
- Mariner les cubes de tofu pour une saveur plus prononcée.
- Remplacer le tofu par une autre légumineuse ou des noix.
- Essayer votre prochain taboulé avec le quinoa.

CRÈME D'ÉPINARDS PÉRUVIENNE
4 portions

Un goût des hautes montagnes dans votre bol!

375 mL (1 1/2 t.) de quinoa cuit
500 mL (2 t.) d'épinards
375 mL (1 1/2 t.) de lait

30 mL (2 c. à s.) de parmesan râpé
sel marin au goût
pincée de muscade

- Laver et cuire les épinards à la vapeur 2 minutes.
- Dans un mélangeur, mettre le lait et la verdure, brasser 3 minutes, ajouter le quinoa et mélanger à nouveau.
- Ajouter le fromage parmesan et assaisonner.
  Servir froid ou chaud. Dans ce cas, ne pas faire bouillir.

VARIANTE :
- Utiliser une autre verdure au choix (bette à carde, cresson…) ou du brocoli, mais oui!

SOUPE DE TOMATES ET QUINOA 6 portions

30 mL (2 c. à s.) d'huile de canola
1 gros oignon haché
2 branches de céleri coupées fin
1 poivron vert en cubes
6 oignons verts émincés
1 L (4 t.) de tomates en conserve
   et leur jus

500 mL (2 t.) de bouillon de légumes
125 mL (1/2 t.) de quinoa
5 mL (1 c. à thé) de basilic
2 mL (1/2 c. à thé) de thym
saler et poivrer au goût

- Dans un chaudron, chauffer l'huile légèrement, ajouter les légumes, sauf les tomates, et cuire 5 minutes.
- Ajouter les tomates en petits morceaux, le jus et le reste des ingrédients. Amener le tout au point d'ébullition, réduire la chaleur, couvrir et laisser mijoter 15 minutes.
  Appétissante! Accompagner de pain grillé tartiné de pesto.

POUDING AU QUINOA *4 portions*

Un déjeuner différent ou un dessert nourrissant.

500 mL (2 t.) de quinoa cuit	60 mL (1/4 t.) de miel
180 mL (3/4 t.) de lait	10 mL (2 c. à thé) de vanille
2 œufs battus	1 pincée de muscade

- Cuire 180 mL (3/4 t.) de quinoa dans 375 mL (1 1/2 t.) d'eau bouillante. Réduire la chaleur, couvrir, cuire 15 minutes et laisser reposer 10 minutes avec le couvercle.
- Dans un plat huilé allant au four, mélanger tous les ingrédients.
- Cuire au four à 180°C (350°F) 30 minutes ou jusqu'à ce qu'un cure-dent en ressorte sec.

VARIANTES :
- Ajouter des raisins secs ou d'autres fruits, dans ce cas, omettre le miel.
- Ajouter des noix au choix. En disposer quelques-unes sur le dessus du pouding 10 minutes avant la fin de la cuisson. Elles grillent légèrement et donnent au plat un air de fête.

À PROPOS DE L'AMARANTE

- On emploie l'amarante comme céréale sous forme de grains ou de farine.
- La farine s'utilise surtout en mélange : 25 à 50 % de farine d'amarante et 50 à 75 % d'une autre variété de farine car l'amarante ne contient pas de gluten.
- On peut griller légèrement les grains dans une poêle chaude **à sec**. Cela développe l'arôme et la saveur.
- L'amarante cuite a une consistance plus collante que le quinoa.
- **Cuisson :** mettre l'amarante dans 2 fois son volume d'eau salée portée à ébullition. Ramener à ébullition. Réduire la chaleur. Couvrir et cuire 30 minutes. Pour les céréales du matin, cuire dans 3 fois son volume d'eau.

L'AMARANTE MATINALE *4 portions*

125 mL (1/2 t.) d'amarante
375 mL (1 1/2 t.) d'eau

* Cuire l'amarante comme il est mentionné ci-dessus et déguster nature avec du lait chaud. Agrémenter de noix, de yogourt et de fruits frais ou séchés, selon l'humeur.

CRÊPES D'AMARANTE *8 crêpes*

375 mL (1 1/2 t.) de farine de blé
125 mL (1/2 t.) de farine
  d'amarante
5 mL (1 c. à thé) de poudre à
  pâte

une pincée de sel marin
2 œufs battus
625 mL (2 1/2 t.) de lait de soya
  ou autre

* Mettre tous les ingrédients au robot ou au mélangeur.
* Chauffer une poêle, utiliser un peu d'huile pour la première crêpe si nécessaire et mettre environ 60 mL (1/4 t.) de pâte pour chaque crêpe. Cuire, tourner.
Servir avec de la compote de pommes ou de la crème de cajou à l'orange (p. 289)

IDÉES DE RECETTES :
- Ajouter les grains d'amarante à vos soupes.
- Ajouter une portion de farine d'amarante à votre recette de biscuits, de gâteaux, de crêpes, etc.

Le seitan

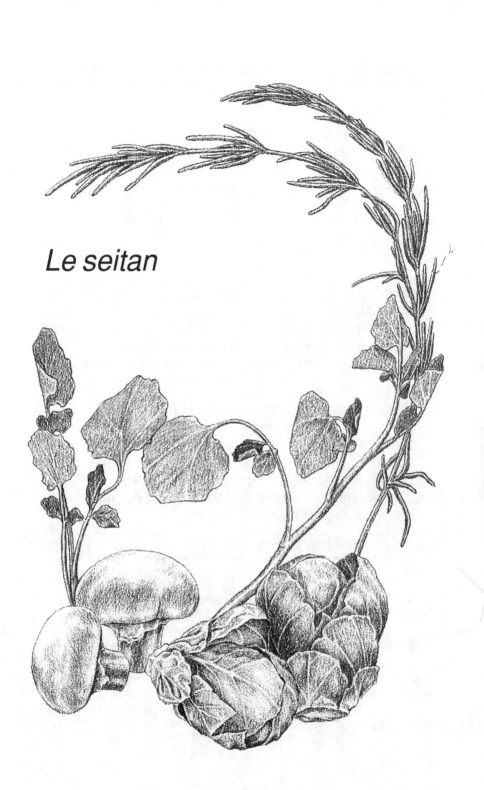

La recette pour fabriquer du seitan se trouve dans la section «Théorie». Pour l'utiliser, voici plusieurs recettes savoureuses et nutritives faites à base de seitan.

BOULETTES DE SEITAN HACHÉ
4 portions, 20 boulettes

500 mL (2 t.) de seitan haché
  (au robot : 2 secondes)
2 oignons hachés finement
  (au robot ou au couteau)
15 mL (1 c. à s.) de levure
  alimentaire

2 œufs battus
250 mL (1 t.) de farine
30 mL (2 c. à s.) de tamari

• Mélanger tous les ingrédients. Former des boulettes de grosseur moyenne.
• Cuire 20 minutes au four à 180°C (350°F) ou dans une poêle chaude huilée en les tournant à quelques reprises. Servir avec des haricots verts cuits à la vapeur et du millet au persil.

VARIANTES :
- Cuire les boulettes dans votre sauce préférée.
- Former des petites boulettes, les cuire et les manger dans du pain pita avec une sauce teriyaki (p.283) ou les ajouter à la soupe… il y a tellement de possibilités! Comme tout plat cuisiné, les boulettes se congèlent très bien, environ 1 mois.
- Les façonner en galettes et les servir avec des pommes de terre et une sauce brune.

RAGOÛT DE SEITAN AU CARI *6 portions*

500 mL (2 t.) de seitan en cubes
2 oignons en gros morceaux
1 gousse d'ail émincée
15 mL (1 c. à s.) de gingembre
  frais émincé
15 mL (1 c. à s.) de poudre de
  cari
5 mL (1 c. à thé) de graines de
  cumin
5 mL (1 c. à thé) de coriandre
  moulue

1 mL (1/4 c. à thé) de poivre de
  Cayenne
3 carottes en biseaux
2 tomates en morceaux
2 mL (1/2 c. à thé) de sel marin
3 pommes de terre en morceaux
250 mL (1 t.) de brocoli
1 L (4 t.) de bouillon
15 mL (1 c. à s.) de fécule de marante

- Dans un grand chaudron, chauffer 30 mL (2 c. à s.) d'huile et y faire sauter les oignons, l'ail et les épices. Ajouter les légumes, les cubes de seitan et le bouillon.
- Délayer la fécule dans un peu d'eau froide et ajouter au bouillon pour l'épaissir.
- Porter à ébullition, réduire la chaleur. Couvrir et laisser mijoter durant 30 minutes.
  Servir tel quel comme plat principal.

RÔTI DE LA PAIX 6 portions

Ce plat se prépare à partir du gluten qui n'a pas encore subi de cuisson.

une recette de gluten
4 carottes en rondelles
3 branches de chou chinois
   en lanières

2 oignons en rondelles
1 1/2 L (6 t.) de bouillon pour la
   cuisson (p. 119)

- Pour la fabrication du gluten, consulter la section «Théorie».
- Déposer le gluten dans une casserole ou un plat muni d'un couvercle.
- Ajouter les légumes et le bouillon.
- Couvrir et cuire au four à 180°C (350°F) environ 1 heure. Vérifier la tendreté du seitan et servir avec une céréale (riz, millet, etc). Arroser le seitan à quelques reprises pendant la cuisson.

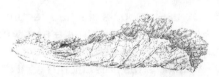

SEITAN AUX CHAMPIGNONS *4 portions*

15 mL (1 c. à s.) d'huile de canola
250 mL (1 t.) de champignons
en lamelles
2 oignons en rondelles
1 gousse d'ail émincée
250 mL (1 t.) de seitan en
languettes

2 oignons verts émincés
30 mL (2 c. à s.) de tamari
15 mL (1 c. à s.) de basilic
5 mL (1 c. à thé) de thym
5 mL (1 c. à thé) de marjolaine

- Dans une poêle chaude, chauffer légèrement l'huile et faire revenir les oignons et l'ail. Ajouter les champignons. Couvrir et cuire 5 minutes.
- Ajouter les languettes de seitan et les assaisonnements et cuire quelques minutes supplémentaires.
- Décorer avec les oignons verts émincés.
- Si désiré, préparer une petite sauce : épaissir 250 ml (1 t.) d'eau avec 15 ml (1 c. à s.) de fécule de marante. Ajouter le tamari et les herbes.

IDÉES DE RECETTES AVEC LE SEITAN :

Cela vaut la peine de fabriquer à l'avance du seitan en grande quantité et de le congeler pour le mois. En décongeler chaque semaine permet de l'utiliser de multiples façons.

- **Sandwich au seitan :** pain pita au levain, deux tranches minces de seitan, choucroute.

- **Salade protéinée :** seitan, pois chiches, légumes légèrement cuits à la vapeur (carottes en bâtonnets et brocoli) sur un lit d'épinards, huile d'olive et jus de citron. Servir comme repas du midi. Superbe et rapide si les pois chiches sont déjà cuits, sinon en profiter pour en faire cuire en plus grande quantité et en congeler des portions.

- **Pâté chinois au seitan :** hacher le seitan au robot culinaire, l'ajouter à des lentilles cuites et des légumes sautés, mettre dans un plat huilé et recouvrir de maïs et de purée de pommes de terre.

- **Le seitan à la poêle** avec du tofu et des légumes est un repas qui se prépare très rapidement... et c'est succulent. Il faut l'essayer.

- **Chop suey au seitan :** utiliser le seitan en lanières pour remplacer la viande.

- **Brochettes de seitan et de tofu :** mariner le tofu et utiliser le seitan et le tofu coupés en gros cubes avec des légumes en morceaux. Faire cuire au four sur des brochettes et servir sur du riz.

- **Tourtière au seitan :** remplacer la viande par la même quantité de seitan haché... un pâté très apprécié!

Petit rappel : on peut préparer le seitan avec les enfants.

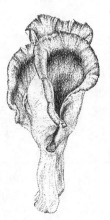

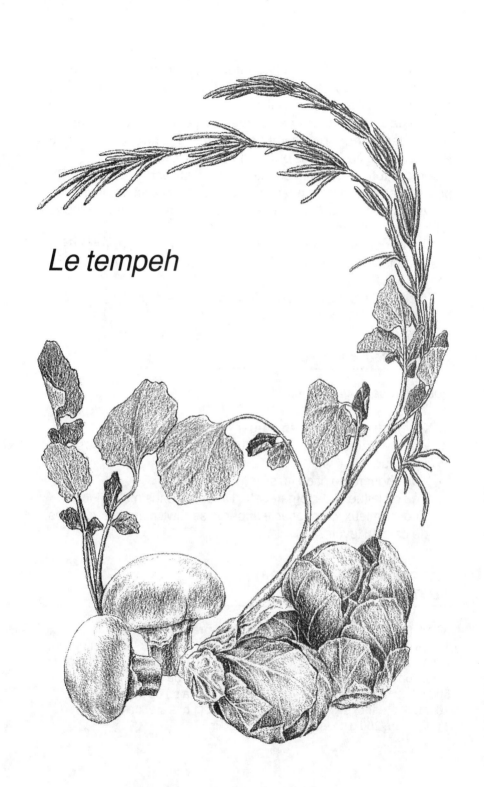

Le tempeh

Essayer le tempeh, c'est l'adopter! Il ajoute saveur, texture et valeur nutritive aux plats de céréales auxquels on le combine. Mariné ou frit, il est à son meilleur!

Étant fabriqué à partir de la fève soya et étant de surcroît un produit lacto-fermenté, ce qui augmente la teneur en lysine, le tempeh complète bien les protéines des céréales.

Avec le tofu, le tempeh constitue un «fast-food» intelligent. On peut facilement interchanger les deux dans les recettes. Avoir une provision de tempeh au congélateur, c'est la garantie de repas rapides et équilibrés.

Acheter du tempeh nature ou des galettes (croquettes) déjà assaisonnées. C'est simple : décongeler à la vapeur et incorporer à votre menu.

Un conseil : relire la section «Théorie» sur le sujet.

«BURGER» AU TEMPEH

Pour un repas éclair et nutritif

* Garnir des pains à «hamburger» ou des pains pita :
  - d'une galette de tempeh cuite en quelques minutes à la vapeur,
  - de choucroute et de luzerne,
  - ou de laitue et de tomate, etc. Un délice sans malice!

  Encore mieux, composer le superbe sandwich entre 2 tranches de pain au levain.

CASSEROLE DE CÉLERI-RAVE
AU TEMPEH *4 à 6 portions*

30 mL (2 c. à s.) d'huile d'olive	2 céleris-raves
1 gros oignon en demi-tranches	15 mL (1 c. à s.) de levure alimentaire
2 gousses d'ail pressées	15 à 30 mL (1 à 2 c. à s.) de farine
1 poivron vert en lanières	250 mL (1 t.) de bouillon de légumes
500 mL (2 t.) de tomates	15 mL (1 c. à s.) de miso
10 mL (2 c. à thé) de basilic	2 à 5 mL (1 c. à thé) de poudre de
1 paquet de 250 g de tempeh	cumin
ou de tofu	

- Chauffer l'huile légèrement, y faire sauter l'oignon et l'ail.
- Ajouter les lanières de poivron, les tomates et le basilic. Mettre en attente.
- Couper et ajouter le tempeh en cubes.
- En dernier lieu, peler les céleris-raves: pour ce faire, les trancher pour mieux les peler, puis les couper en lanières. Les ajouter immédiatement aux autres légumes car ils noircissent rapidement ou les tremper dans de l'eau citronnée.
- Ajouter le bouillon, délayer la farine dans un peu d'eau froide et l'ajouter au mélange. Brasser. Ajouter la levure alimentaire, le miso et le cumin.
- Couvrir et cuire au four à 180°C (350°F) 30 minutes ou 20 minutes sur le poêle.

Savoureux plat d'automne, servi avec de la luzerne et des pâtes au persil, du riz ou autre céréale.

FILET DE TEMPEH

250 g (1 paquet) de tempeh
tamari et poudre d'algues
coriandre moulue

- Couper le tempeh (congelé ou non) en 4 parties.
- Ajouter quelques gouttes de tamari, de la poudre d'algue et de coriandre sur les tranches. Placer sur une plaque huilée et cuire 15 minutes au four.
- Accompagner de chou vert frisé (kale) et de carottes en allumettes cuites à la vapeur.

VARIANTE :
  - Tempeh pané : mariner le tempeh 1 heure dans moitié eau, moitié tamari avec gingembre, le tremper ensuite dans la pâte à crêpe et le cuire dans un peu d'huile.

HIJIKI ET TEMPEH EXPRESS *4 portions*

2 galettes de «tempeh burger»   spaghettis soba
1 brocoli   sauce au basilic
60 mL (1/4 t.) d'hijiki

- Rincer les algues hijiki et les tremper dans de l'eau tiède pendant 15 minutes.
- Cuire les spaghettis «al dente» dans beaucoup d'eau salée.
- Laver le brocoli sous un filet d'eau et le cuire à la vapeur. Ne pas trop le cuire afin de le garder croquant et d'un beau vert.
- Cuire les galettes de tempeh (congelées ou non) à la vapeur 5 minutes, ajouter les algues égouttées et cuire quelques minutes de plus.
  Servir le tempeh coupé en cubes, le brocoli et les algues sur les spaghettis chauds. Arroser de sauce au basilic (p. 280). Beau et chaud!

TEMPEH AU GINGEMBRE *4 portions*

15 mL (1 c. à s.) de gingembre   1 poireau tranché
  râpé   250 g (1 paquet) de tempeh
60 mL (1/4 t.) de tamari   3 tomates en morceaux
125 mL (1/2 t.) d'eau   **ou** 500 mL (2 t.) de tomates cerises
2 gousses d'ail émincées   500 mL (2 t.) de champignons
30 mL (2 c. à s.) d'huile   10 mL (2 c. à thé) de fécule de
  d'arachide   marante

- Dans un bol, préparer la sauce à mariner avec les 4 premiers ingrédients.
- Ajouter le tempeh, coupé en fines tranches puis en 3 et en diagonale et laisser mariner 1 heure. Égoutter. Réserver la sauce.
- Dans un «wok», chauffer l'huile légèrement, y ajouter le poireau, sauter quelques instants, ajouter les morceaux de tempeh mariné et sauter 2 minutes.
- Ajouter les tomates et les champignons et sauter 2 minutes. Ne pas laver les champignons, les essuyer suffit!

256

- Ajouter la fécule à la sauce à mariner, diluer et ajouter cette sauce à la recette.
- Chauffer jusqu'à épaississement. Servir sur du riz brun ou sur des pâtes «linguines».

CROQUETTES AU TEMPEH

250 g (1 paquet) de tempeh	2 œufs
1 carotte	30 mL (2 c. à s.) de tamari
1 oignon	3 gousses d'ail émincées
1 branche de céleri	flocons d'avoine ou farine de blé
1 poivron vert	

- Défaire le tempeh au robot et le mettre dans un bol.
- Couper les légumes au robot.
- Mélanger avec tous les autres ingrédients et ajouter de la farine de blé si nécessaire pour obtenir une texture de croquettes.
- Placer sur une plaque huilée et cuire au four à 180°C (350°F) pendant 45 minutes.
- Servir en tranches avec une sauce brune (Tome 1, p.279) accompagnées de légumes verts cuits à la vapeur.

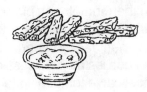

257

TEMPEH FRIT À L'INDONÉSIENNE

En Indonésie, une des techniques culinaires les plus utilisées est la friture en huile profonde, depuis très longtemps. Plusieurs motifs justifient cette pratique : la saveur, l'économie d'énergie comparée à la cuisson au four, la rapidité, la conservation en climat chaud.

Pour éviter les aliments «graisseux», la technique de friture est très importante.

Voici donc décrite ici une technique très peu utilisée en alimentation saine. Le tempeh frit peut apparaître dans les occasions spéciales et être mangé en quantité modérée, en tenant compte de la nature et de la quantité totale de gras consommé.

Pour de meilleurs résultats :

- l'huile ne doit pas être trop chauffée (la garder à 175°C) ni trop utilisée (2 ou 3 fois),
- utiliser les ustensiles les plus appropriés : le «wok» ou un chaudron de petit diamètre ou une friteuse avec thermostat, une cuillère perforée ou des baguettes,
- utiliser l'huile d'arachide, riche en gras monoinsaturés et ayant un point de fumée supérieur à 175°C,
- utiliser la bonne quantité d'huile (5 cm = 2 po) pour garder la température stable,
- la conserver au froid après l'avoir filtrée.

500 mL (2 t.) d'huile d'arachide
250 g (1 paquet) de tempeh

- Couper le tempeh en rectangles.
- Verser l'huile dans un «wok», la chauffer à feu moyen jusqu'à 175°C. Utiliser un thermomètre ou placer un petit morceau de tempeh dans l'huile. Lorsqu'il commence à frire, c'est prêt!
- Y déposer délicatement les morceaux de tempeh. Frire 2 à 3 minutes jusqu'à ce que les morceaux soient dorés. Les tourner avec des baguettes, car le tempeh flotte.
- Les égoutter sur du papier absorbant.
- Servir avec une trempette de votre choix ou incorporer dans une recette.

Trempette pour tempeh frit :

125 mL (1/2 t.) de yogourt
125 mL (1/2 t.) de mayonnaise au tofu
60 mL (1/4 t.) de ketchup naturel
1 mL (1/4 c. à thé) de sel marin

IDÉES DE RECETTES :

Pizza : trancher le tempeh très mince et en garnir votre pizza favorite.

Lasagne : une couche de pâtes, de fromage ricotta, de sauce tomate, de minces tranches de tempeh mariné, etc. Finir par la sauce et gratiner le tout avec du mozzarella.

Sauce à spaghetti : couper le tempeh en petits cubes. Ajouter à votre sauce favorite.

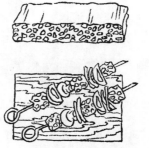

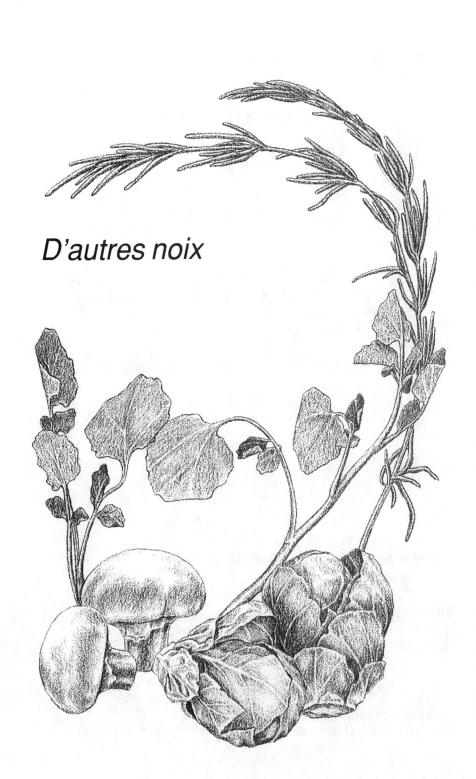

D'autres noix

PAPAS CON MANI DU PÉROU
5 à 6 portions

Pommes de terre nappées d'une délicieuse sauce aux arachides.
Une idée du sud.

5 à 6 grosses pommes de terre
2 oignons hachés fin
30 mL (2 c. à s.) d'huile d'olive
250 mL (1 t.) d'arachides écalées,
   grillées à sec et moulues

75 g (un cube de 2 po) de fromage
   feta
30 mL (2 c. à s.) de fromage
   parmesan râpé
2,5 cm (1 po) de piment de Cayenne
   (chili)

- Cuire les pommes de terre en robe des champs, les peler encore chaudes, les couper en deux et les placer sur le côté tranché dans un plat de service. Garder au chaud.
- Couper et faire revenir les oignons dans l'huile.
- Griller les arachides à sec et les moudre.
- Au robot, mélanger le feta avec un peu de lait pour obtenir une crème onctueuse.
- Ajouter le fromage et les arachides moulues aux oignons cuits.
- Napper les pommes de terre et décorer le dessus de chacune d'elles avec une rondelle de poivron rouge ou d'un autre légume.

Délicieux et inusité!

MARRONS ET CHOUX DE BRUXELLES
4 portions

Un plat classique, un complément intéressant.
La texture et la saveur des marrons se marient très bien avec les petits choux.
Un plat d'hiver unique!

500 mL (2 t.) de choux de Bruxelles
250 mL (1 t.) de marrons
Noix de muscade fraîchement moulue

- Préparer et cuire les marrons. Avec un couteau pointu, faire une incision sur le côté bombé, les plonger dans l'eau bouillante 5 minutes. Égoutter. Il faut les éplucher encore chauds. On doit ensuite les faire cuire 20 minutes à la vapeur ou dans un bouillon de légume. Enlever la peau brune.
  OU
- Tremper les marrons séchés durant 8 heures et les cuire.
  OU
- Utiliser des marrons en conserve.
- Préparer et cuire les choux de Bruxelles. Avec un couteau pointu, faire une incision en forme de croix à la base des choux et cuire à la vapeur 10 à 15 minutes, SANS COUVERCLE. Les garder croquants.
- Placer les marrons et les choux de Bruxelles dans un plat de service. Assaisonner avec un peu de muscade et servir chaud.

CRÈME DIVINE AUX MARRONS
4 portions

Une délicatesse pour les grandes occasions.

500 mL (2 t.) de marrons (châtaignes) cuits
15 mL (1 c. à s.) d'huile d'olive
10 mL (2 c. à thé) de miel

80 mL (1/3 t.) de lait de soya ou de bouillon
1 pincée de sel marin et poivre

- Si l'on a des marrons frais, voir la recette précédente pour la méthode de cuisson.
- Si l'on a des marrons déshydratés : les tremper dans de l'eau tiède 20 à 30 minutes.
- Placer les marrons dans un petit chaudron, recouvrir à peine de bouillon de légumes et cuire 30 minutes (très tendres) et passer dans un tamis très fin.
- Mélanger l'huile, le miel et le lait aux marrons et assaisonner. Un accompagnement idéal pour le ragoût de seitan et d'autres plats épicés.

VARIANTE :
  - Servir comme dessert.

PAIN AUX PACANES *4 portions*

250 mL (1 t.) de pacanes
300 mL (1 1/4 t.) de riz cuit
250 mL (1 t.) de carottes
125 mL (1/2 t.) de céleri
1 oignon
2 œufs

5 mL (1 c. à thé) de thym
5 mL (1 c. à thé) de basilic
5 mL (1 c. à thé) de marjolaine
2 ml (1/2 c. à thé) de poivre
30 mL (2 c. à s.) de tamari
sel marin au goût (facultatif)

- Cuire les légumes coupés en morceaux à la vapeur 10 minutes.
- Passer les ingrédients dans l'ordre au robot culinaire.
- Mettre le mélange dans un moule huilé et enfariné et cuire au
  four à 180°C (350°F) 30 à 40 minutes.
  Servir chaud ou froid, accompagné de sauce gitane au paprika
  (p. 284) ou de chutney aux mangues (p. 285) et d'un légume
  vert.
  Pour la boîte à lunch, mettre une tranche de ce pain aux
  pacanes dans un pain pita avec de la luzerne, une tranche de
  tomate et du beurre de sésame. Surprenant et nourrissant!

CROQUETTES DE STE-ANNE
4 à 5 portions, 8 à 10 croquettes

Recette inspirée par ma meilleure amie.

125 mL (1/2 t.) de persil frais
30 mL (2 c. à s.) de feuilles de
  céleri
250 mL (1 t.) de pacanes
  finement broyées
1 oignon
2 carottes râpées finement
150 g de tofu

30 mL (2 c. à s.) de tamari
5 mL (1 c. à thé) de thym
30 mL (2 c. à s.) de basilic
1 pincée de poivre de Cayenne
125 mL (1/2 t.) de pacanes en
  chapelure pour enrober
  les croquettes

- Dans un robot en marche, déposer dans l'ordre le persil, les
  feuilles de céleri, les pacanes et l'oignon coupé en quatre.
- Râper les carottes à la main sur le côté très fin de la râpe.
- Mélanger le tofu, le tamari, les herbes et le poivre de Cayenne
  dans le robot.

- À la main, incorporer les carottes râpées, bien mélanger.
- Former des croquettes et les tourner dans la chapelure aux pacanes.
- Cuire au four à 160°C (325°F) 30 à 40 minutes ou jusqu'à ce que les croquettes soient dorées.
  Accompagner de légumes à la vapeur et de sauce gitane au paprika (p. 284)!

VARIANTE :
  - On peut remplacer les pacanes par d'autres noix ou des graines de tournesol, c'est moins dispendieux!

PESTO

La sauce pesto est une sauce absolument savoureuse et rend tous les mets délectables. En voici la recette traditionnelle italienne.

500 mL (2 t.) de basilic frais	125 mL (1/2 t.) de fromage parmesan
4 gousses d'ail	60 mL (1/4 t.) de fromage Romano
125 mL (1/2 t.) de pignons de pin	125 mL (1/2 t.) d'huile d'olive pressée à froid

- Placer les feuilles de basilic, l'ail et les pignons dans le mélangeur ou dans le robot et mettre en purée.
- Ajouter les fromages. Mélanger. Ajouter l'huile d'olive et bien mélanger. Donne une consistance de purée épaisse. Conserver dans un pot en verre au réfrigérateur ou au congélateur.

IDÉES D'UTILISATION :
  - Combiner à du fromage mozzarella et en garnir une pizza. Gratiner.
  - Combiner à un peu de liquide chaud provenant de la cuisson de pâtes (linguines ou spaghettis) et en enrober les pâtes pour une expérience gastronomique inoubliable.
  - Ajouter à la soupe, au plat de céréales, à la béchamel, à la sauce à salade, etc.
  - Étendre sur du pain ou des crêpes aux légumes, ajouter à l'omelette...

VARIANTES :
  - Pour transformer le pesto en pistou (condiment de la cuisine
    provençale), omettre le fromage et les pignons de pin.
  - Pour conserver le basilic frais à l'automne, le garder en feuilles
    ou haché dans de l'huile d'olive. C'est simple à faire et
    précieux pour l'hiver.

SAUCE AUX PISTACHES *5 à 6 portions*

*Un petit plat avec beaucoup de caractère pour rehausser les
légumes cuits à la vapeur.*

250 mL (1 t.) de pistaches   30 mL (2 c. à s.) de jus de citron
   écalées   30 ml (2 c. à s.) de vinaigre de cidre
15 mL (1 c. à s.) de miel   sel marin et poivre fraîchement moulu
60 mL (1/4 t.) d'huile de carthame

- Chauffer le four à 190°C (375°F).
- Griller les pistaches écalées à sec dans une poêle en fonte
  chaude.
- Hacher les pistaches grossièrement.
- Dans un petit bol, mélanger les autres ingrédients, ajouter les
  pistaches, saler et poivrer au goût.
  Cette sauce est délicieuse avec des légumes de saison tels que
  les asperges, les têtes de violon, les haricots verts et jaunes ou
  les choux de Bruxelles.

VARIANTE :
  - Remplacer les pistaches par des pacanes grillées.

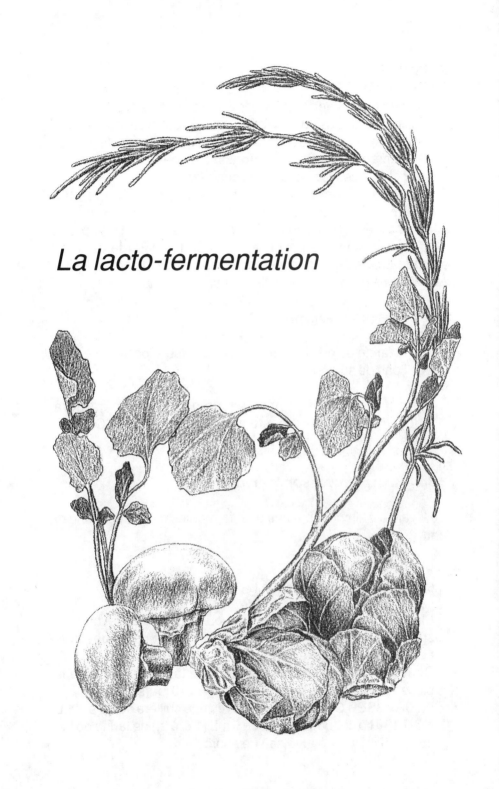

La lacto-fermentation

LE PAIN AU LEVAIN

Le pain est un aliment de base tellement important qu'il vaut la peine qu'on le choisisse de qualité. La qualité de valeur nutritive, de digestibilité, de texture, de conservation est garantie dans le pain au levain. Demandez-le à votre magasin d'aliments naturels... ou mieux encore, essayez de le faire vous-même.

Faire son pain est un plaisir et cela prend peu de temps, contrairement à ce que l'on peut penser.

Le pain au levain se prépare en 2 étapes : la première ne prend que quelques minutes le soir et la seconde, le lendemain, ne demande que de 20 à 30 minutes selon le nombre de pains désiré. C'est si peu pour tant d'odeur, de saveur et de satisfaction!

Pour réussir son pain, il faut :
   - du levain *,
   - de la farine de blé dur fraîchement moulue si possible,
   - de l'eau de source. C'est tout!

* Il faut fabriquer son propre levain; celui-ci se gardera indéfiniment si l'on respecte certaines conditions. On peut également le recevoir de quelqu'un.

1) Comment préparer son levain?

Le levain est simplement une pâte fermentée à base de farine et d'eau.

- Prendre
  500 mL (2 t.) de farine de blé entier fraîchement moulue
  500 mL (2 t.) d'eau de source tiède
- Placer le tout dans un bol en verre ou en céramique et brasser soigneusement afin d'obtenir une consistance un peu plus épaisse qu'une pâte à crêpe.
- Couvrir d'un linge et laisser reposer à la température de la pièce. Le levain sera prêt au bout de 7 à 10 jours.
- LE BRASSER CHAQUE JOUR avec une cuillère de bois et LE NOURRIR à chaque fois avec 15 mL (1 c. à s.) de farine de blé dur et 15 mL (1 c. à s.) d'eau de source.

- Le levain est prêt et actif lorsqu'il dégage une odeur acidulée et que de petites bulles se forment à la surface.
- Le placer dans un pot en verre au réfrigérateur et s'en servir pour le pain et les crêpes.
- Le levain est une pâte vivante. Plus il a de l'âge, plus il a de chances d'être actif (s'il a été bien traité).
- On peut garder le même levain pendant des années et le distribuer autour de soi.

NOTES :
- Si pour une longue période vous n'utilisez pas votre levain, le nourrir une fois par semaine (c'est la moindre des attentions!) en lui ajoutant un peu de farine et d'eau.
- Si une eau brunâtre se dépose sur le dessus, simplement l'enlever.

2) Fabrication du pain

Première étape :

POUR 2 PAINS MOYENS OU 3 PETITS PAINS

250 mL (1 t.) de levain
1 L (4 t.) de farine de blé dur fraîchement moulue
1 L (4 t.) d'eau de source

- Le soir, prélever 250 mL (1 t.) de votre levain, le mettre dans un grand bol et y ajouter de la farine et de l'eau en quantités égales, c'est à dire environ 1 L (4 t.) de farine et 1 L (4 t.) d'eau.
- Brasser énergiquement pour bien incorporer le tout. Utiliser le fouet pour faire une pâte lisse et battre 150 coups pour développer le gluten.
- Bien nettoyer le tour du bol et laisser reposer au chaud pendant une période de 12 heures. Le four avec la lumière allumée est une source de chaleur suffisante. Le mélange augmentera légèrement de volume.

Deuxième étape :

- Le lendemain, avant de faire le pain, brasser le levain et REMETTRE AU LEVAIN-MÈRE LA MÊME QUANTITÉ QU'ON AVAIT PRÉLEVÉE LA VEILLE.
- Ajouter 5 mL (1 c. à thé) de sel marin.
- Incorporer de la farine en brassant. Lorsque la pâte attache bien, il est temps de pétrir.
- Sur une table enfarinée, pétrir de 10 à 15 minutes. Vous aurez utilisé environ 1,5 L (6 t.) de farine.

NOTE :

On peut utiliser uniquement de la farine de blé dur ou bien varier les farines qui entrent dans la panification. Pour un pain qui lève bien, il faut toutefois utiliser 3 fois plus de farine de blé à cause de sa haute teneur en gluten.

- Diviser la pâte en deux parties égales.
- Façonner des miches ovales, les enrober d'huile ou de farine et les déposer dans des moules à pain huilés et enfarinés.
- Laisser lever 2 heures au chaud et à l'humidité. Pour cela, mettre un plat d'eau bouillante dans le four, allumer la lumière et y déposer les pains.

NOTE :

Si l'on désire, on peut ajouter à la pâte 125 mL (1/2 t.) de graines de sésame, de tournesol, d'anis ou de céréales cuites.

- Retirer les pains du four, chauffer ce dernier à 180°C (350°F) et enfourner les pains 45 minutes ou jusqu'à ce qu'ils rendent un son creux quand on les frappe du doigt.
- Démouler et laisser refroidir plusieurs heures avant de déguster.
 C'est le moment idéal pour se nourrir des odeurs!

LE PAIN DE BLÉ GERMÉ

Cette miche savoureuse et nourrissante plaît à tout le monde. Le pain de blé germé constitue un déjeuner très appétissant ou une collation énergétique à souhait.
Il est facile à faire et à trouver dans les magasins d'aliments naturels.

Première étape :

Faire germer le blé dur :
- Tremper 500 mL (2 t.) de blé dur dans de l'eau tiède, pendant 8 heures.
- Le lendemain, égoutter le blé, le rincer et l'égoutter à nouveau.
- Le placer dans un endroit sombre et le laisser germer. La première journée, rincer puis égoutter 2 à 3 fois si possible. La deuxième journée, laisser germer sans rincer.

NOTE :
La longueur du germe doit être du tiers du grain (petit, n'est-ce pas?). Cela prend de 36 à 48 heures.
- Si le germe est trop court, le pain sera moins sucré.
- Si le germe est trop long, le pain ne cuira pas.

Deuxième étape :

- Hacher le blé germé pour pouvoir le mettre en miche. Pour cela, le passer dans un moulin à viande (qui ne servait plus!) ou dans un moulin à moudre le grain ou broyer 500 mL (2 t.) de blé germé à la fois dans le robot culinaire. On obtient une consistance épaisse.
- PÉTRIR dans un bol avec une cuillère, puis avec les mains… jusqu'à ce que la tâche soit facile!

NOTE :
Ce pétrissage est très important car il permet de développer le gluten. La miche gardera sa forme et se tranchera facilement.

- Donner à la pâte la forme d'une belle miche et la placer sur une plaque à biscuits ou dans un moule huilé.

- Cuire ce pain à 135°C (275°F) pendant deux heures. Ce pain garde son humidité à l'intérieur.
- Couvrir et laisser reposer 1 à 2 heures. Ce pain ne lève presque pas.

VARIANTES :
- Broyer des dattes avec le blé ou ajouter des dattes hachées lors du pétrissage. Ajouter des amandes ou d'autres noix au goût.
- Pour obtenir un pain plus tendre à l'extérieur, le couvrir pour le cuire avec un couvercle ou du papier d'aluminium.
- Façonner en petits macarons, ajouter de la noix de coco. Les couvrir pour les cuire.

L'AMASAKÉ

L'amasaké est une céréale lacto-fermentée avec une culture spéciale le *riz koji* et prend facilement l'allure… d'une douceur! (voir la section «Théorie»)

On le trouve dans la plupart des magasins d'aliments naturels où il est vendu en bouteille.

On peut aussi se procurer la culture et le préparer soi-même.

Pour les personnes qui voudraient tenter l'expérience voici la recette. Elle m'a été enseignée par Claire Marcoux, professeure d'alimentation à Montréal et cela me fait plaisir de vous la faire découvrir à mon tour.

Les échanges rendent la vie plus intéressante, n'est-ce pas?

250 mL (1 t.) de riz doux
500 mL (2 t.) d'eau
250 mL (1 t.) de riz *koji*

- Laver le riz et le mettre à tremper toute la nuit.
- Remplacer l'eau de trempage par de l'eau fraîche et faire cuire le riz SANS SEL durant 45 minutes. Prendre 375 mL (1 1/2 t.) d'eau si le riz a trempé, sinon utiliser 500 mL d'eau.
- Mettre le riz cuit dans un bol en verre ou en céramique et le laisser tiédir.

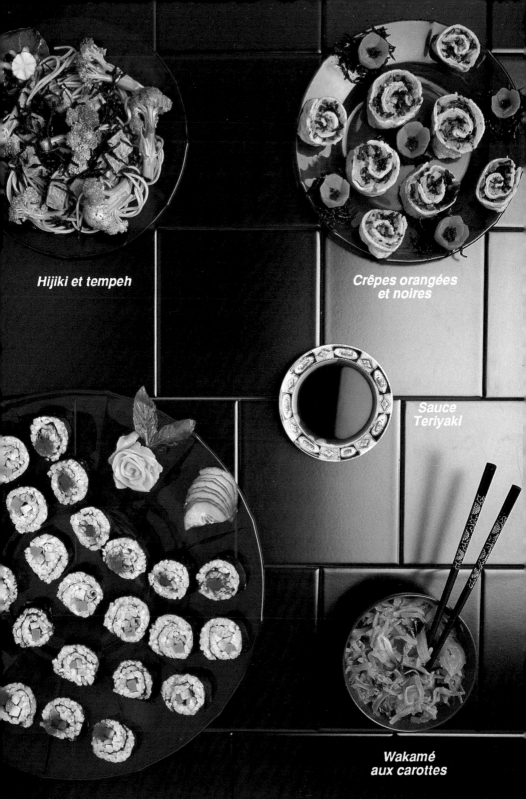

Hijiki et tempeh

Crêpes orangées
et noires

Sauce
Teriyaki

Wakamé
aux carottes

Sushis

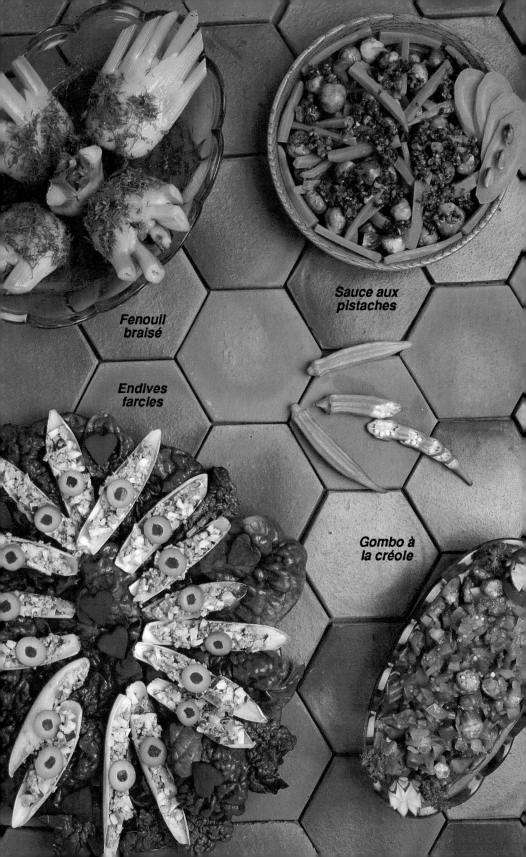

Fenouil
braisé

Sauce aux
pistaches

Endives
farcies

Gombo à
la créole

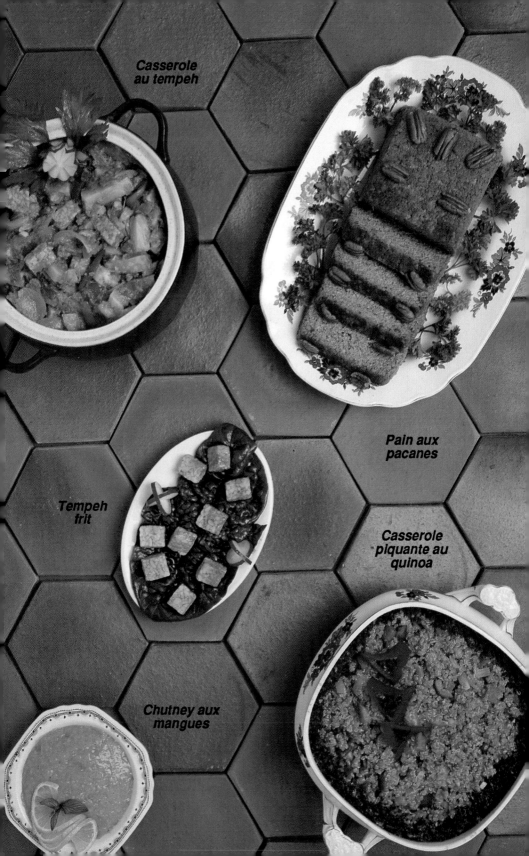

Casserole
au tempeh

Pain aux
pacanes

Tempeh
frit

Casserole
piquante au
quinoa

Chutney aux
mangues

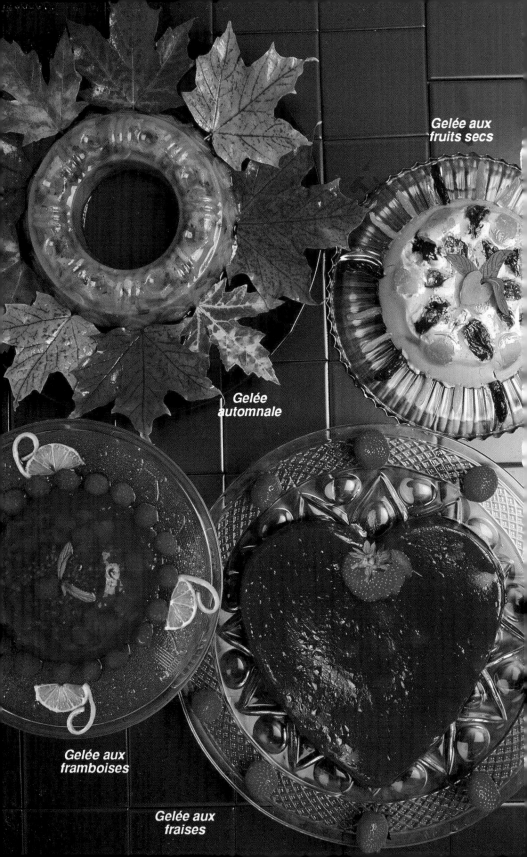

Gelée aux
fruits secs

Gelée
automnale

Gelée aux
framboises

Gelée aux
fraises

- Ajouter le koji, bien mélanger et laisser fermenter 8 heures ou toute la nuit dans un endroit chaud (au four avec la lumière ou le pilote).
- En quelques instants, on peut constater un changement de consistance (il devient plus liquide) et voir se dégager des bulles de gaz carbonique.

NOTES :
   - Pour accélérer la fermentation on peut tremper le riz koji quelques heures avant de l'utiliser et le broyer avec un mortier et un pilon avant de l'ajouter à la céréale cuite.
   - Durant la fermentation, l'amidon des céréales est pré-digéré et se transforme en sucre plus simple; c'est pourquoi l'amasaké a un goût sucré.

- Pour arrêter le processus de fermentation, il suffit d'amener l'amasaké à ébullition ou de rajouter une pincée de sel. Pour obtenir une consistance lisse, passer le tout au mélangeur (facultatif).
   Servir chaud ou froid au déjeuner, en collation ou pour remplacer le sucre dans les desserts.
   L'amasaké se conserve quelques semaines dans un pot en verre au réfrigérateur.

RECETTE DE PAIN DORÉ À L'AMASAKÉ

- Diluer l'amasaké si nécessaire.
- Tremper des tranches de pain au levain dans l'amasaké et les laisser s'imbiber.
- Les faire dorer de chaque côté dans une poêle chaude légèrement huilée.
   Servir avec une compote de pommes ou autre.

VARIANTE :
   - Utiliser l'amasaké sur des fruits, sur les céréales du matin, dans les recettes de biscuits ou de gâteau à la place du produit sucrant.

LA CHOUCROUTE

Comment apprêter les choux si abondants en automne? La choucroute est facile à préparer ou à acheter et apporte une saveur et une qualité nutritive très appréciables durant la saison froide. 15 à 30 mL (1 à 2 c. à s.) d'aliments lacto-fermentés stimulent l'appétit et aident la digestion.

choux
sel marin
baies de genièvre

- Laver les choux, après en avoir enlevé les feuilles extérieures.
- Couper en fines lanières avec un couteau bien aiguisé ou utiliser le robot culinaire. Il faut procéder rapidement afin de minimiser la perte de vitamine C.
- Dans un pot en verre ou en grès à large ouverture, déposer 5 cm (2 po.) de chou. Le tasser avec un pilon pour enlever l'air (fermentation anaérobie) et pour le ramollir afin d'en extraire de l'eau.
- Saler légèrement. Ajouter quelques baies de genièvre. Répéter l'addition de chou, de sel et de baies de genièvre sans oublier de tasser, et ainsi de suite jusqu'au bord. Le chou doit baigner dans son jus.
- Ne pas fermer le pot hermétiquement afin d'empêcher qu'il éclate car durant la fermentation, il y a émission de gaz carbonique et d'eau.
- Placer les pots dans un récipient car durant le processus de fermentation, il peut s'échapper un peu de liquide.
- Laisser fermenter 2 à 3 semaines à 15°C (60°F). Ne pas dépasser 18°C (65°F), même si la fermentation est d'autant plus rapide qu'il fait chaud.
- Après quelques semaines, il n'y a plus de petites bulles qui remontent à la surface. On peut alors fermer le pot hermétiquement et le conserver dans une pièce froide ou au réfrigérateur plusieurs semaines.

NOTE :

Pour une plus longue conservation, s'assurer que les légumes baignent dans le jus. S'il en manque, faire une saumure avec 5 mL (1 c. à thé) de sel marin par litre (4 t.) d'eau et l'ajouter dans le pot avant de fermer celui-ci hermétiquement.

VARIANTES :

- Préparer des betteraves lacto-fermentées soit râpées (même procédé que la choucroute) soit en tranches ou entières (si elles sont très petites) dans la saumure. Un goût «super»!
- Essayer aussi des carottes lacto-fermentées : un délice.
- Aventurez-vous à composer des mélanges tout à fait ravissants : carottes, choux, navets, pommes...
- Pensez à utiliser de la choucroute ou d'autres légumes lacto-fermentés, c'est un «plus» au menu!

Pour réussir les légumes lacto-fermentés

Il faut observer certains principes de base :

1er Le type de fermentation utilisé ici est anaérobie. Il est donc essentiel que durant la fermentation, les légumes soient entièrement recouverts de liquide, de leur propre jus ou d'eau salée (saumure).

2e Contrôler la température et la durée. Laisser à la température ambiante (15 à 18°C) la première semaine et dans un endroit plus frais (10 à 15°C) par la suite.

3e La présence du sel aide le légume à «rendre» son jus et favorise l'action des micro-organismes et la conservation.

4e Pour obtenir de meilleurs résultats, choisir des légumes BIOlogiques et utiliser de l'eau non chlorée.

5e Travailler avec la plus grande propreté et rapidité.

SAUCE AU KÉFIR POUR SALADE DE FRUITS
donne 375 mL (1 1/2t.)

Le kéfir peut remplacer le yogourt dans toutes les recettes.

250 mL (1 t.) de kéfir
15 mL (1 c. à s.) de miel

30 mL (2 c. à s.) de jus d'orange
30 mL (2 c. à s.) de jus d'ananas

- Mélanger le tout.

PÂTÉ FERMENTÉ AUX LÉGUMES ET AUX NOIX 6 portions

Osez l'essayer... c'est bon!

250 mL (1 t.) d'amandes
125 mL (1/2 t.) de graines
de tournesol
125 mL (1/2 t.) de graines
de sésame
60 mL (1/4 t.) de poivron émincé
60 mL (1/4 t.) de persil frais
60 mL (1/4 t.) de céleri émincé

60 mL (1/4 t.) d'oignons émincés
60 mL (1/4 t.) de champignons
émincés
80 mL (1/3 t.) de rejuvelac
10 mL (2 c. à thé) de tamari
5 mL (1 c. à thé) de poudre d'algues
5 mL (1 c. à thé) de basilic

- Moudre les noix et les graines et les mélanger avec les autres ingrédients.
- Placer en forme de pâté sur une assiette et recouvrir d'un bol. Laisser fermenter 24 heures maximum près d'une source de chaleur.
  Servir en petites portions.

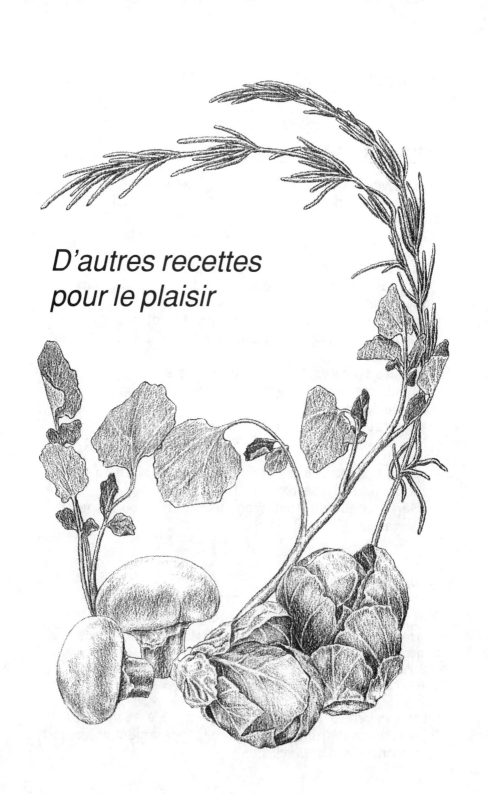

*D'autres recettes
pour le plaisir*

LES SOUPES

SOUPE À L'AVOCAT ET AUX ÉPINARDS

300 g d'épinards
625 mL (2 1/2 t.) de bouillon
de légumes
2 petits avocats

5 mL (1 c. thé) de paprika
15 mL (1 c. à s.) de tamari
30 mL (2 c. à s.) de jus de citron
125 mL (1/2 t.) de yogourt

- Cuire les épinards à la vapeur 2 à 3 minutes.
- Préparer le bouillon de légumes en utilisant l'eau de cuisson des épinards.
- Dans un mélangeur, mettre 250 mL (1 t.) de bouillon et les épinards. Brasser à vitesse moyenne 1 minute, verser dans un grand bol.
- Peler les avocats et les couper en quartiers.
- Liquéfier les avocats avec le jus de citron, l'assaisonnement et le reste du bouillon.
- Ajouter aux épinards avec le yogourt.

VARIANTE :
- Utiliser tout autre légume-feuille tel que : bette à carde, cresson, chou frisé, etc.
Servir chaud ou froid avec des croûtons ou un peu de gomashio.

SOUPE AU MISO *4 portions*

1 L (4 t.) d'eau
10 cm (4 po) de kombu
1 oignon en demi-rondelles
15 mL (1 c. à s.) d'huile
1 grosse carotte en allumettes

1 tige de chou frisé (kale)
 ou une feuille d'un autre chou
30 mL (2 c. à s.) de miso
15 mL (1 c. à s.) de tamari

- Laver et tremper le kombu dans de l'eau tiède, 10 minutes.
- Dans un chaudron, chauffer l'huile légèrement et ajouter l'oignon. Faire cuire 1 minute.

- Ajouter les légumes. Faire revenir. Ajouter l'eau et le kombu, amener à ébullition, réduire la chaleur et laisser mijoter 15 minutes.
- Diluer le miso et le tamari dans un peu de bouillon et ajouter à la soupe. Faire cuire 5 minutes supplémentaires à feu doux. Le miso ne doit pas bouillir.
  Servir immédiatement dans un bol pour réchauffer... le cœur.

VARIANTE :
- Ajouter des petits cubes ou des languettes de tofu soyeux.

SOUPE AUX POMMES *5 portions*

Quelque chose de nouveau à faire avec des pommes, un plat chaud et vite fait !

5 belles grosses pommes	5 mL (1 c. à thé) de zeste
1 L (4 t.) d'eau	de citron, si BIOlogique
1 petit morceau de cannelle	30 mL (2 c. à s.) de miel
en bâton (2 cm)	30 mL (2 c. à s.) de chapelure de pain
le jus d'un citron	3 à 4 biscottes de blé entier en cubes

- Ajouter la cannelle et le zeste de citron à l'eau froide. Amener à ébullition.
- Couper les pommes en quartiers, enlever les cœurs et les couper en morceaux de 3 cm environ.
- Ajouter les pommes et le miel à l'eau bouillante.
- Ajouter la chapelure et laisser mijoter jusqu'à ce que les pommes soient tendres.
- Mettre dans une passoire ou un tamis et comprimer avec une cuillère de bois pour qu'il ne reste que les pelures.
- Ajuster au goût avec le jus de citron.
- Placer les cubes de biscottes dans un bol et verser la soupe dessus. Décorer chaque bol avec une tranche de pomme coupée transversalement, de façon à voir la belle étoile au centre.

VARIANTE :
- Cette soupe peut se faire avec tous les fruits au choix.

LES SAUCES À SALADE

LA SAUCE AU BASILIC FRAIS

Une sauce à salade irremplaçable...

250 mL (1 t.) d'huile d'olive
   ou autre
	1 mL (1/4 c. à thé) de moutarde
	   de Dijon

45 mL (3 c. à s.) de jus de citron	60 mL (1/4 t.) de basilic frais
2 ou 3 gousses d'ail pressées	

• Passer tous les ingrédients au mélangeur et conserver au réfrigérateur.
 Servir en petite quantité sur plusieurs plats : salades, légumes cuits, omelettes, etc.
 Cette sauce ajoute une saveur merveilleuse là où on l'ajoute.

NOTE :
 En saison, achetez ou, encore mieux, cultivez une grande quantité de basilic frais et conservez-le en feuilles ou haché dans de l'huile d'olive. On peut aussi le passer au mélangeur avec un minimum d'eau et congeler cette «purée» dans des cubes à glace : les placer dans un sac, aspirer l'air et les utiliser au besoin dans la soupe ou la sauce, etc. *Le basilic..., un atout qui vous distingue.*

VARIANTE :
 - Remplacer le basilic frais par 15 mL (1 c. à s.) de basilic séché.

280

SAUCE À SALADE DE BERLIN

Pour une salade verte rafraîchissante!

250 mL (1 t.) de yogourt nature
15 mL (1 c. à s.) de jus de citron
15 mL (1 c. à s.) de miel

15 mL (1 c. à s.) de ciboulette fraîche
15 mL (1 c. à s.) de persil frais
sel marin et poivre

- Dans un petit bol, mélanger tous les ingrédients.
- Ajouter le sel marin et le poivre au goût.

VARIANTES :
- Utiliser moitié yogourt et moitié soyanaise pour obtenir une sauce plus riche.
- Remplacer la ciboulette fraîche par de la ciboulette séchée, et la laisser reposer au moins 2 heures avant l'utilisation.
- Utiliser des feuilles d'aneth finement hachées au lieu du persil. Cela donne une sauce délicieuse.
  Un truc pour servir la laitue : une fois lavée et essorée, la déposer dans un bol et l'arroser de 5 à 15 mL d'huile d'olive. Brasser 15 à 25 fois. Cela donne aux feuilles un bel éclat brillant et les surplus se gardent bien dans un contenant fermé au réfrigérateur jusqu'au lendemain. Servir la sauce sur les portions individuelles plutôt que sur la salade entière.

SAUCE À L'AIL ET AU GINGEMBRE
3 portions

Une note de saveur et de fraîcheur!

2 gousses d'ail
1 mL (1/4 c. à thé) de sel marin
45 mL (3 c. à s.) de jus de citron
200 mL (3/4 t.) d'huile d'olive
ou autre

5 mL (1 c. à thé) de gingembre frais râpé fin
5 mL (1 c. à thé) de basilic
15 mL (1 c. à s.) de persil frais

- Presser l'ail et ajouter les autres ingrédients en fouettant.
  Se conserve bien au froid et peut servir de base pour d'autres recettes

SAUCE À SALADE À L'ESTRAGON

125 mL (1/2 t.) de yogourt nature   1 mL (1/4 c. à thé) de paprika
15 mL (1 c. à s.) de mayonnaise   15 mL (1 c. à s.) d'huile d'olive
2 mL (1/2 c. à thé) d'estragon   1 mL (1/4 c. à thé) de sel marin
  séché
1 gousse d'ail émincée

- Bien mélanger tous les ingrédients à la fourchette et laisser en attente au frais.
  Cette sauce est délicieuse sur des verdures ou des betteraves crues finement râpées.

SAUCE À SALADE AUX PACANES
donne 250 mL (1 t.)

15 mL (1 c. à s.) de jus de citron   125 mL (1/2 t.) de jus d'orange
80 mL (1/3 t.) de pacanes   125 mL (1/2 t.) d'huile de carthame

- Combiner les 3 premiers ingrédients dans un mélangeur et ajouter l'huile en filet.

SAUCE TREMPETTE À L'AVOCAT

1 avocat
jus d'une orange ou d'un citron

- Au mélangeur, mettre la chair de l'avocat et fouetter.
- Ajouter le jus. Donne une consistance crémeuse.
  Servir avec des crudités ou sur une salade.

LES SAUCES CHAUDES

SAUCE TERIYAKI *8 portions*

Une sauce japonaise classique!

2 L (8 t.) d'eau
40 cm (16 po) d'algue kombu
1 oignon coupé en gros dés
1 carotte coupée en gros dés
125 mL (1/2 t.) de tamari
30 mL (2 c. à s.) de miel ou de
    sirop de riz

60 mL (1/4 t.) de mirin
5 mL (1 c. à thé) de gingembre frais
    râpé
1 noisette de beurre
30 mL (2 c. à s.) de fécule de marante

- Faire bouillir les algues avec les légumes pendant 2 heures pour faire un bouillon. On peut aussi préparer celui-ci avec du miso, mais c'est réellement meilleur avec le kombu.
- Passer le bouillon au tamis. Réserver 750 mL (3 t.).
- Porter le bouillon à ébullition avec les autres ingrédients.
- Mélanger la fécule avec un peu d'eau froide, l'ajouter à la sauce et laisser épaissir.

Cette sauce est délicieuse avec du pain aux noix, des légumes, du tempeh, des croquettes de légumes ainsi que pour les mets japonais traditionnels.

Note : Elle se congèle très bien.

SAUCE GITANE AU PAPRIKA

4 oignons moyens coupés fin
30 mL (2 c. à s.) d'huile d'olive
625 mL (2 1/2 t.) de champignons
10 mL (2 c. à thé) de paprika
10 mL (2 c. à thé) d'herbes de
   Provence
45 mL (3 c. à s.) de farine de
   blé mou

30 mL (2 c. à s.) de vinaigre de vin
   mélangé avec autant d'eau
60 mL (1/4 t.) de lait
500 mL (2 t.) de bouillon de
   légumes chaud
sel marin et poivre

- Faire revenir les oignons dans l'huile jusqu'à mi-cuisson.
- Ajouter les champignons, le paprika et les herbes, et faire cuire 5 minutes.
- Ajouter la farine, bien mélanger, cuire à feu élevé pendant 2 minutes en remuant. Baisser le feu à chaleur moyenne.
- Lentement, ajouter le vinaigre dilué avec l'eau, bien mélanger.
- Ajouter graduellement le lait, bien mélanger avec un fouet.
- Lentement, ajouter le bouillon.
- Amener progressivement à ébullition et laisser mijoter à feu doux quelques minutes.
- Ajouter le sel marin et poivre au goût.
  Cette sauce se sert chaude sur des crêpes, des légumes, du pain aux pacanes...

Truc de cuisine : les fines herbes écrasées avec un doigt dans la paume de votre main donnent plus de saveur et font une sauce plus lisse.

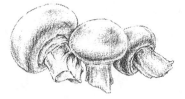

284

CHUTNEY AUX MANGUES
SANS CUISSON *donne 250 mL*

Cette sauce aigre-douce sert de condiment. Son utilisation nous vient des Britanniques qui l'ont eux-mêmes adaptée des Indiens. Le chutney se prépare à partir de fruits ou de légumes et d'épices. Il relève agréablement la saveur de certains mets. Habituellement, il est cuit 2 heures, mis en pot et conservé comme de la confiture.

Voici donc une recette sans cuisson, pour garantir plus de valeur nutritive.

1 grosse mangue mûre	2 mL (1/2 c. à thé) de sel marin
le jus d'un citron	1 mL (1/4 c. à thé) de cardamone
15 abricots secs orangés	10 tours de moulin à poivre
10 à 15 g (1 1/2 po) de gingembre	zeste de citron, si BIOlogique
frais râpé	

- Peler la mangue et bien séparer la pulpe du noyau.

- Dans le récipient du robot ou dans un mélangeur, mettre la pulpe, le jus de citron, les abricots, le gingembre, le sel et les épices et laisser tourner jusqu'à consistance lisse.

Servir comme du ketchup ou pour donner un goût de gingembre à vos légumes cuits au «wok».

Le chutney sans cuisson se conserve 1 semaine au réfrigérateur ou se congèle en petits cubes qui s'utilisent facilement au besoin.

Il donne une touche exotique à vos plats!

VARIANTE :
- Utiliser des pêches à la place des mangues. Ajouter de la cannelle et de la muscade et 125 mL (1/2 t.) de noix de Grenoble. Délicieux!

POUR ACCOMPAGNER LA SAUCE À SALADE

SALADE HAUTE EN COULEUR *6 portions*

2 oranges
125 mL (1/2 t.) de sauce à salade
  (à l'ail ou autre)
2 à 3 oignons rouges

60 mL (1/4 t.) de jus de citron
1 botte de cresson
1 laitue Boston
125 mL (1/2 t.) d'olives noires

- Peler les oranges, les couper en demi-lunes très minces et les faire mariner dans la moitié de la sauce à salade plusieurs heures.
- Couper les oignons rouges en fines tranches et les faire mariner dans le jus de citron pendant 1 heure. Cela les rend très doux.
- Mélanger le cresson, sans les tiges, avec les oranges et la sauce.
- Dans une assiette, déposer des feuilles de laitue Boston, mettre les oignons tout autour et le mélange de cresson et oranges au centre.
- Garnir avec les olives.
  Un succès assuré!

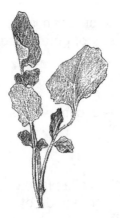

POUR ACCOMPAGNER LA SAUCE CHAUDE

ESCALOPES DE MILLET 5 à 6 portions

200 mL (3/4 t.) de millet
375 mL (1 1/2 t.) d'eau
1 gousse d'ail pressée
1 oignon haché très fin
3 œufs moyens
45 mL (3 c. à s.) de beurre
   de sésame (tahini)

45 mL (3 c. à s.) de sauce tamari
1 pincée de cumin et de
   piment de la Jamaïque
1 mL (1/4 c. à thé) de thym
sel marin et poivre

- Laver et cuire le millet dans l'eau pendant 20 minutes.
- Dans un bol, bien mélanger le reste des ingrédients.
- Y ajouter le millet cuit et bien mélanger.
- Dans une poêle non adhérente, légèrement huilée ou non, faire cuire les escalopes en les laissant tomber à la cuillère. Aplatir et façonner pour obtenir de petites croquettes. Cuire à feu moyen, 2 minutes de chaque côté.

Ce mets est délicieux lorsqu'il est servi avec des légumes cuits : carottes en bâtonnets et bouquets de brocoli. Succès assuré!

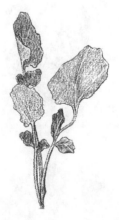

MACARONS AUX NOIX

750 mL (3 t.) de figues ou un mélange de figues-raisins-dattes
500 mL (2 t.) d'amandes ou un mélange de noix et graines
Noix de coco fraîchement râpée ou noix de coco séchée

- Tremper les fruits 8 heures dans l'eau froide ou 1 heure dans l'eau très chaude.
- Moudre les noix au robot. Les mettre dans un bol.
- Hacher les fruits réhydratés au robot.
- Mélanger le tout. Si nécessaire, utiliser un peu de jus de trempage pour lier.
- Façonner en boules et rouler dans la noix de coco râpée. Aplatir légèrement et décorer d'une amande ou d'une autre noix.
- Réfrigérer quelques heures avant de servir. Un seul macaron suffira, car les calories sont au rendez-vous!

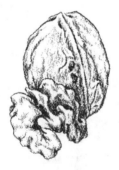

CRÈME DE CAJOU À L'ORANGE

250 mL (1 t.) de noix de cajous
250 mL (1 t.) de jus d'orange ou autre

- Tremper les noix dans le jus pendant 8 heures.
- Passer au mélangeur ou au robot pour obtenir une consistance crémeuse.
  Servir dans une coupe avec des fruits frais ou en napper une crêpe.

BISCUITS GRANOLA 25 biscuits

Bons à en perdre ses préjugés...

80 mL (1/3 t.) d'huile et de beurre (moitié-moitié) ou huile seulement
60 mL (1/4 t.) de miel
1 œuf
60 mL (1/4 t.) de lait de soya ou autre
2 mL (1/2 c. à thé) de poudre à pâte
1 pincée de sel marin et de soda à pâte

160 mL (2/3 t.) de noix de coco non sucrée
160 mL (2/3 t.) de flocons d'avoine
250 mL (1 t.) de farine de blé à pâtisserie
80 mL (1/3 t.) de graines de sésame ou d'amandes moulues
125 mL (1/2 t.) de raisins secs ou de dattes hachées
1 pincée de cannelle (facultatif)

- Dans un bol, bien mélanger l'huile, le beurre, le miel et l'œuf.
- Ajouter le lait et tous les ingrédients secs.
- Sur une plaque à biscuits huilée, déposer la pâte à la cuillère et l'aplatir légèrement avec une fourchette mouillée.
- Faire cuire au four préchauffé à 190°C (375°F) 10 à 12 minutes sur la grille supérieure.

NOTE :
Une façon de faire manger aux enfants des noix, des grains entiers et des fruits secs.

MOUSSE À LA CAROUBE

675 g (1 1/2 lb) de tofu soyeux
80 mL (1/3 t.) de poudre de
  caroube
80 mL (1/3 t.) d'huile de tournesol
  ou de carthame

125 mL (1/2 t.) de miel
15 mL (1 c. à s.) de vanille
10 mL (2 c. à thé) de jus de citron
1 mL (1/4 c. à thé) de sel marin

* Mettre tous les ingrédients dans le mélangeur et brasser jusqu'à ce que le pouding ait une consistance crémeuse et légère.
* Celui-ci peut se servir dans de jolies coupes individuelles ou dans une croûte à tarte cuite.
* Réfrigérer environ 2 heures avant de servir.

NOTE :
  Avec le tofu ferme, il faut ajouter environ 750 mL (2 1/2 à 3 t.) de lait de soya ou autre, afin d'obtenir la bonne consistance. Cette douceur appréciée complète un bon repas... de temps en temps, bien sûr!

MOUSSE AU TOFU ET AUX ABRICOTS
3 portions

300 g (1 paquet) de tofu soyeux
15 abricots secs
15 mL (1 c. à s.) de jus d'orange
15 mL (1 c. à s.) de jus de citron

5 mL (1 c. à thé) de vanille
2 mL (1/2 c. à thé) de coriandre
  moulue

* Dans le mélangeur ou le robot, mettre le tofu avec les abricots et laisser tourner à grande vitesse 2 minutes.
* Avec une spatule en caoutchouc, bien nettoyer les parois du robot et l'intérieur du couvercle.
* Ajouter les jus, la vanille et la coriandre et brasser 2 autres minutes.
  Servir dans des coupes à fruits. Une texture et un goût superbes!

NOTE :

Si vous utilisez des abricots non-sulfurés et non-fumigés il faut les réhydrater au préalable.

VARIANTES :

- Faire une mousse aux pruneaux de la même façon et superposer les deux mousses dans des coupes étroites et hautes. Très joli pour une fête!
- Cette mousse peut aussi se servir comme une crème glacée: congeler puis laisser reposer à la température de la pièce pendant 20 minutes avant de servir. On peut aussi ajouter des noix concassées (pistaches, pacanes, amandes...)

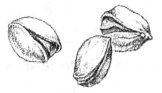

LES GELÉES

Ce qu'il faut savoir à propos de l'agar-agar :

- L'agar-agar ne se dissout pas aussi rapidement que la gélatine animale.
- Pour dissoudre l'agar-agar, quelle que soit sa forme, le brasser dans un liquide porté à ébullition et gardé très chaud.
- L'agar-agar se trouve en poudre, en flocons, en barres et en bâtons. Les quantités requises sont inscrites sur les paquets et indiquées dans les recettes.
- Avec les jus de fruits acides, augmenter la quantité de 5 mL (1 c. à thé) par 2 tasses de liquide.

GELÉE EN CŒUR AUX FRAISES

1 L (4 t.) de jus de fraises et
  de pommes
60 mL (4 c. à s.) d'agar-agar
  en flocons

30 mL (2 c. à s.) de miel
500 mL (2 t.) de fraises fraîches
  ou congelées

- Dans un chaudron, verser le jus et y tremper l'agar-agar 5 minutes. Porter à ébullition, réduire la chaleur et cuire en brassant jusqu'à ce que l'agar-agar soit complètement dissout.
- Ajouter le miel et les fraises entières.
- Verser le tout dans un moule huilé en forme de cœur et laisser refroidir au réfrigérateur jusqu'à ce que la gelée soit ferme. Démouler en trempant le moule pendant 30 secondes dans de l'eau très chaude.

Servir ce joli cœur aux fraises selon l'inspiration.

GELÉE AU FRAMBOISES

Elle donne de la couleur à votre table et de la douceur à votre palais!

45 mL (3 c. à s.) d'agar-agar
  en flocons
250 mL (1 t.) de jus de pommes
250 mL (1 t.) de jus de framboises
  et d'eau

250 mL (1 t.) de framboises
  congelées
60 mL (1/4 t.) de miel

- Même procédure que pour la gelée aux fraises. Utiliser un moule à gelée.

GELÉE AUX FRUITS SECS *4 à 6 portions*

10 pruneaux
10 abricots secs orangés
45 mL (3 c. à s.) d'agar-agar
  en flocons
500 mL (2 t.) de lait de soya
250 mL (1 t.) d'eau de trempage

5 mL (1 c. à thé) de vanille
2 mL (1/2 c. à thé) de muscade
2 mL (1/2 c. à thé) de coriandre
  une pincée de sel
45 mL (3 c. à s.) de miel

- Faire tremper les fruits secs dans 250 mL (1 t.) d'eau bouillante 30 minutes.
- Faire tremper l'agar-agar dans le lait de soya 5 minutes.
- Faire cuire à feu doux en brassant jusqu'à la dissolution de l'agar-agar, soit environ 5 minutes. Assaisonner.
- Dans un moule, disposer les fruits et verser le liquide dessus. Laisser refroidir jusqu'à ce que ce soit solide. Démouler en trempant 30 secondes dans de l'eau très chaude.
  Servir en collation ou comme dessert. Joli et savoureux à souhait!

POUR LES PETITS...
POUR ÉVITER LE DÉPANNEUR

POPSICLE
- Jus au choix. Congeler dans des contenants appropriés.

YOGOURT GLACÉ
- Brasser yogourt et fruit au mélangeur. Congeler dans des contenants à popsicle. Pour obtenir une consistance crémeuse, congeler dans des récipients à glace, retirer et passer au robot. Crème rafraîchissante.

«SLUSH»
- Concasser 250 mL (1 t.) de cubes de glace avec 250 mL (1 t.) de jus de fruits dans un robot ou un mélangeur. Servir.

GLAÇONS DE COULEUR
- Congeler du jus de fruits ou un mélange onctueux de fruits et de jus dans des récipients à cubes de glaces.

CHAI – LAIT ÉPICÉ DU TIBET *5 tasses*

500 mL (2 t.) d'eau
15 à 45 mL (1 à 3 c. à s.) de
  gingembre frais râpé
1 mL (1/4 c. à thé) de cannelle
  en poudre

2 mL (1/2 c. à thé) de cardamone
  en poudre
750 mL (3 t.) de lait entier
miel

- Faire bouillir l'eau avec les épices 5 minutes.
- Ajouter le lait et faire frémir.
- Passer dans un tamis fin.
- Servir chaud en ajoutant du miel à votre goût.

VARIANTES :
- Remplacer le lait de vache par du lait de soya ou de chèvre.
- Ajouter 15 à 45 mL (1 à 3 c. à s.) de feuilles de thé noir. C'est la manière traditionnelle de préparer le chai. Laisser reposer 2 minutes avant de passer au tamis.
  Très bon pour se réchauffer en hiver!

NOTE :
Le gingembre aide aussi à remédier aux rhumes! Ajuster la quantité de gingembre à votre palais.

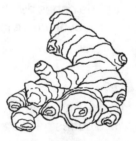

LASSI À L'ANANAS *3 portions*

Collation rapide et très rafraîchissante pour une journée d'été.

200 mL (3/4 t.) de yogourt
200 mL (3/4 t.) de jus d'ananas
  non sucré
1 banane

5 mL (1 c. à thé) de vanille
1 pincée de muscade
3 cubes de glace (facultatif)
miel (facultatif)

• Brasser tous les ingrédients à vitesse moyenne dans le mélangeur jusqu'à ce qu'on obtienne une consistance lisse.

VARIANTE :
  - Utiliser d'autres jus de fruits ou d'autres fruits!

BOISSON RÉCONFORTANTE À L'UME-SHO-KOUDZOU

Cette boisson très populaire chez les macrobiotiques améliore la digestion et intensifie l'énergie!

250 mL (1 t.) d'eau
15 mL (1 c. à s.) de koudzou
5 mL (1 c. à thé) de shoyu
  (sauce soya)

1 mL (1/4 c. à thé) de gingembre
  frais râpé
1/2 prune umeboshi

• Dissoudre le koudzou dans l'eau et le porter à ébullition.
• Brasser en ajoutant les autres ingrédients.
• Réduire la chaleur et laisser mijoter 1 minute.
  Boisson chaude très efficace.

Note : voir la définition de koudzou dans le chapitre «D'autres produits à connaître».

LES LAITS DE NOIX

Les noix et les graines constituent une base d'une grande valeur nutritive pour la fabrication des laits végétaux.

Toutes les noix et les graines peuvent servir à leur fabrication. Essayer les laits d'amande, de graines de tournesol, de noix de coco...

LAIT DE PACANES ET DATTES

750 mL (3 t.) d'eau
250 mL (1 t.) de pacanes
125 mL (1/2 t.) de dattes dénoyautées

- Liquéfier au mélangeur.
- Extraire la pulpe du lait si vous le désirez, en passant le tout dans un linge ou au tamis.
- Utiliser la pulpe dans les céréales du matin. Servir le lait comme ça vous plaît!

Une recette pour commencer la journée...

CRÈME BUDWIG, PLUS RAPIDE, PLUS DIGESTE pour 1 personne

Ce déjeuner substantiel ne prend que quelques minutes à préparer.

Le soir, dans le récipient du mélangeur, laisser TREMPER dans de l'eau :

10 mL (2 c. à thé) de graines au choix (citrouille, tournesol...)
10 mL (2 c. à thé) d'une céréale crue au choix (flocons d'avoine, sarrasin, millet...)

Le matin, ajouter :

15 mL (1 c. à s.) de fromage blanc maigre ou de yogourt
10 mL (2 c. à thé) d'huile de lin
le jus d'un demi-citron (très important pour le goût!)
1 banane mûre

- Mélanger tous les ingrédients jusqu'à ce qu'on obtienne une consistance crémeuse.
- Ajuster la consistance à votre goût avec un peu de jus si nécessaire.
  Décorer avec des fruits frais. À savourer lentement.

Bonne journée!

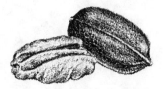

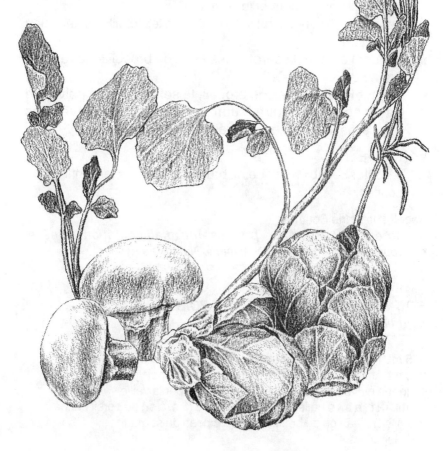

D'autres recettes de
mes amies pour le plaisir

LES SOUPES

SOUPE AUX LENTILLES ROUGES

125 mL (1/2 t.) de lentilles rouges
1 L (4 t.) d'eau de source
5 mL (1 c. à thé) de gingembre
  frais râpé
2 mL (1/2 c. à thé) de cumin entier
1 oignon haché

1 carotte en rondelles
125 mL (1/2 t.) de brocoli (tiges et
  fleurettes)
7 mL (1 1/2 c. à thé) de sel marin
1 pincée de poivre de Cayenne

- Porter l'eau à ébullition puis réduire la chaleur et ajouter les lentilles, le gingembre et le cumin.
- Cuire15 à 20 minutes ou jusqu'à ce que les lentilles soient bien tendres.
- Ajouter l'oignon, la carotte, les tiges de brocoli et faire cuire 5 minutes.
- Ajouter les fleurettes de brocoli, le sel marin et le poivre de Cayenne et faire cuire 5 autres minutes. Servir avec des craquelins de seigle ou des galettes de riz.

VARIANTE :
  - Ajouter 60 mL (1/4 t.) de riz brun cuit, une fois les lentilles cuites.

Recette de Marie Couture
Membre de l'A.P.R.A.S., professeure d'alimentation saine et co-propriétaire du magasin Sol Aliments Naturels à Aylmer.

SOUPE RÉCONFORTANTE AUX POIS
8 portions

375 mL (1 1/2 t.) de céleri en dés
250 mL (1 t.) de carottes en dés
1 oignon moyen haché
30 mL (2 c. à s.) d'huile
3 L (12 t.) d'eau ou de bouillon
  de légumes

2 feuilles de laurier
1 L (4 t.) de pois jaunes entiers
  à tremper la veille
30 mL (2 c. à s.) de persil haché
1 pincée de sarriette

- Faire revenir les légumes dans l'huile.
- Ajouter le bouillon, les feuilles de laurier et les pois entiers.
- Faire cuire environ 1 heure à feu moyen.
- Garnir de persil haché fin.
  Servir avec une tranche de pain de grain entier et une salade verte pour compléter le repas.

NOTE :

Lorsque la soupe refroidit, elle a tendance à se figer. Lorsqu'on la réchauffe, elle redevient liquide. Elle se congèle très bien.

Recette de Lucie Pomerleau
Membre de l'A.P.R.A.S., responsable du service à la clientèle aux restaurants Fontaine-Santé et professeure d'alimentation saine dans la région de Laval.

POTAGE SOISSONNAIS *4 portions*

Les *soissons* sont de gros haricots blancs aplatis, très utilisés en France. Le potage se fait tout aussi bien avec des haricots blancs. C'est simple et délicieux.

500 g (2 t.) de haricots blancs
1 L (4 t.) de bouillon de légumes
  non salé
1 oignon

1 carotte
1 bouquet garni
2 clous de girofle
sel marin

- Laver les haricots, les rincer et les laisser tremper dans trois fois leur volume d'eau pendant 6 à 8 heures.
- Égoutter les haricots, les mettre dans une grande casserole et y ajouter le bouillon non salé.
- Ajouter le bouquet garni (1 ou 2 tiges de persil, 2 brins ou 5 mL de thym et 1 feuille de laurier), l'oignon entier piqué des clous de girofle et la carotte.
- Porter à ébullition, réduire la chaleur et laisser mijoter environ une heure ou jusqu'à ce que les haricots soient bien cuits.
- Retirer le bouquet garni, l'oignon et la carotte. S'assurer que les clous de girofle sont enlevés.

- Passer dans un gros tamis.
- Goûter, rectifier l'assaisonnement en salant et en ajoutant une touche de beurre ou d'huile.
- Pour servir, décorer avec de la ciboulette ou du persil haché. Ce potage accompagné de pain (croûtons) et d'une belle salade constitue un repas léger et très nutritif. Il est facile à digérer car une partie des fibres dures des haricots est enlevée au tamis.

Recette de Danielle Gosselin
Membre de l'A.P.R.A.S., biologiste, agente de recherche en alimentation et professeure de nutrition et d'alimentation saine à Sherbrooke et ailleurs.

POTAGE AUX CONCOMBRES *5 à 6 portions*

3 concombres en cubes	5 mL (1 c. à thé) de sel marin
125 mL (1/2 t.) d'oignons émincés	1 mL (1/4 c. à thé) de poivre
125 mL (1/2 t.) de carottes	de Cayenne
en rondelles	750 mL (3 t.) de bouillon de légumes
45 mL (3 c. à s.) d'huile d'olive	750 mL (3 t.) de lait
ou de tournesol ou de beurre	**ou** 500 mL (2 t.) d'eau
45 mL (3 c. à s.) de farine de blé	

- Sauter les légumes dans l'huile 15 minutes. Ajouter la farine et les assaisonnements.
- Ajouter graduellement le bouillon et le lait. Bien brasser et laisser mijoter 5 minutes. Passer au mélangeur.
  Servir froid ou chaud avec du yogourt ou de la crème sure. Se congèle très bien pour les mois d'hiver. Cette recette se multiplie sans difficulté.

Recette de Tanya Wodicka
Membre de l'A.P.R.A.S., professeure d'alimentation saine et agricultrice en cultures maraîchères et en cultures de serre BIOlogiques et BIOdynamiques dans la région de l'Outaouais.

SOUPE À LA COURGE ET AU CÉLERI-RAVE

1 courge (buttercup, butternut…)
4 oignons en cubes
1 gros céleri-rave

1 L (4 t.) de bouillon ou d'eau
thym, origan et sel marin ou tamari
15 mL (1 c. à s.) de miso

- Couper la courge en gros morceaux et la cuire à la vapeur 15 à 20 minutes.
- Faire revenir les oignons dans un peu d'huile.
- Réduire la courge en purée (sans la peau).
- Dans un chaudron, mettre la purée de courge, ajouter les oignons, le céleri-rave coupé en petits cubes, le liquide et les fines herbes et faire cuire le tout jusqu'à ce que les légumes soient tendres (environ 15 minutes).
- Ajouter le miso dilué dans un peu de liquide chaud.

Recette de France Gélinas
Recherchiste, rédactrice et professeure d'alimentation saine à Sherbrooke.

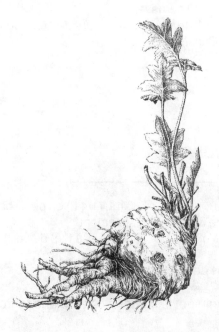

LES LÉGUMES

TREMPETTE ONCTUEUSE

Au fromage de chèvre frais, c'est bêêê... meilleur!

125 g (1/2 t.) de fromage
  de chèvre
125 mL (1/2 t.) de yogourt
45 mL (3 c. à s.) de mayonnaise
7 mL (1 1/2 c. à thé) de persil
  frais haché

7 mL (1 1/2 c. à thé) de ciboulette
  fraîche hachée **ou** 5 mL (1 c. à thé)
  de ciboulette séchée
2 pincées de thym
sel marin et poivre

• Bien mélanger tous les ingrédients à la cuillère ou au fouet.
  Servir avec des légumes crus.

NOTE :
  Le lait de chèvre se distingue du lait de vache par sa bonne
  digestibilité et est souvent recommandé dans des cas de troubles digestifs et pour les personnes âgées.

Recette de la Fromagerie Tournevent
*Lucie Chartier et René Marceau, producteurs de superbes variétés de
fromage de chèvre à Chesterville.*

CAVIAR D'AUBERGINE
donne 500 mL (2 t.)

1 aubergine moyenne
1 oignon moyen coupé finement
60 mL (1/4 t.) d'huile d'olive
  ou autre
15 mL (1 c. à s.) de jus de citron

60 mL (1/4 t.) de persil haché
  finement
5 mL (1 c. à thé) de sel marin

• Essuyer l'aubergine et la piquer à l'aide d'une fourchette.

- La faire cuire 1 heure au four à 200°C (400°F). Laisser refroidir, enlever la peau et couper la chair. Presser l'aubergine afin d'en extraire l'eau.
- Faire sauter l'oignon dans 15 mL (1 c. à s.) d'huile d'olive pendant 5 minutes jusqu'à ce qu'il devienne transparent. Ajouter le reste d'huile avec tous les ingrédients dans le mélangeur et réduire en purée.
  Servir comme trempette ou comme tartinade. C'est excellent sur des craquelins.

Recette de Diane Roy
Membre de l'A.P.R.A.S., comédienne et professeure d'art dramatique avec les tout-petits et d'alimentation saine avec les plus grands à Montréal.

SALADE «ROSA ROSE» *4 à 5 portions*

4 pommes de terre en cubes   2 oignons verts
1 branche de céleri en cubes   persil frais
3 betteraves cuites en cubes   1 œuf dur

Sauce moutarde au yogourt :
1 jaune d'œuf   15 mL (1 c. à s.) d'aneth
15 mL (1 c. à s.) d'huile d'olive   sel marin et poivre
2 mL (1/2 c. à thé) de moutarde   60 mL (1/4 t.) de yogourt
  sèche
5 mL (1 c. à thé) de moutarde de Dijon

- Cuire les pommes de terre et le céleri à la vapeur et laisser refroidir.
- Faire la sauce : battre le jaune d'œuf et l'huile d'olive avec un fouet, ajouter les assaisonnements et le yogourt.
- Dans un bol, mélanger les pommes de terre, le céleri et les betteraves et arroser le tout de sauce. Garnir d'oignons verts hachés et de persil.
  Servir sur un lit de verdure et décorer de tranches d'œuf dur.

Recette de Diane Arseneault
Cuisinière en alimentation saine et traiteure pour les individus et les groupes à Sherbrooke et ailleurs.

AUBERGINE À LA PERSANE

Une petite touche orientale... pour le plaisir!

45 mL (3 c. à s.) d'huile d'arachide
2 gousses d'ail
250 mL (1 t.) d'oignons en cubes
250 mL (1 t.) de champignons
   tranchés
1 grosse aubergine en cubes
2 mL (1/2 c. à thé) d'aneth
2 mL (1/2 c. à thé) de cumin

2 mL (1/2 c. à thé) de sel
2 pincées de poivre de Cayenne
5 mL (1c. à thé) de poivre
le jus d'un citron
125 mL (1/2 t.) de raisins secs
125 mL (1/2 t.) de boulghour
15 mL (1 c. à s.) de miel

Sauce béchamel :

30 mL (2 c. à s.) d'huile
30 mL (2 c. à s.) de farine de blé
450 mL (1 3/4 t.) de lait de soya ou
   autre

2 oeufs durs
ou 125 mL (1/2 t.) de maïs en grain

- Dans un «wok», chauffer l'huile, faire revenir les oignons et l'ail jusqu'à ce qu'ils soient transparents.

- Ajouter les champignons, l'aubergine, les épices et le jus de citron. Laisser cuire pendant 10 minutes.

- Ajouter les raisins, le boulghour et le miel et laisser cuire 15 minutes à feu doux.

- Transférer ce mélange dans un plat allant au four.

- Faire la béchamel avec l'huile, la farine et le lait.

- Émietter les oeufs durs et les ajouter à la béchamel.

- Ajouter la béchamel sur le plat d'aubergine, saupoudrer de paprika pour la beauté, couvrir et faire cuire au four à 180°C (350°F) pendant 35 minutes.

Recette d'André Hardy
*Propriétaire et chef cuisinier du restaurant **Au Jardin**, 330 rue Marie-Anne à Montréal.*

SALADE «ROUGE BETTE»

Délicieuse et belle à voir!

250 mL (1 t.) de betteraves en cubes crues
1 oignon coupé finement
2 pommes en cubes

- Servir avec une sauce simple à base de mayonnaise, d'un peu d'huile et de fines herbes selon le goût.

Recette de Suzanne Marcil
Infirmière, experte dans le pain au levain et le jardinage écologique à Granby.

SAUCE À SALADE AU TAHINI

125 mL (1/2 t.) de tahini   250 mL (1 t.) d'eau
45 mL (3 c. à s.) de tamari   2 gousses d'ail pressées
60 mL (4 c. à s.) de jus de citron   1 pincée de romarin

- Mettre le tahini dans un bol, ajouter le tamari et le citron. Fouetter pour épaissir.
- Ajouter l'eau progressivement, l'ail et le romarin. Bien mélanger. Servir sur vos salades préférées.

Recette de René Lefèbvre
Membre de l'A.P.R.A.S., cuisinier pour les groupes, professeur d'alimentation saine et distributeur de micro-algues super blue green, à Montréal.

SALADE POUSSE-MENU

- Composer une magnifique salade de germes : pousses de tournesol, de sarrasin, de luzerne... Arroser avec la sauce à salade au tahini.

Recette de la ferme **Pousse-Menu**
Producteur de différentes variétés de germes et de pousses, 4995-A rue Angers à Montréal.

LES METS PRINCIPAUX

LES SPAGHETTIS PRÉFÉRÉS DE MA SOEUR ODETTE *4 portions*

Spaghettis de Provence

Sauce :

1 bouquet de persil	30 mL (2 c. à s.) d'huile d'olive
12 olives noires dénoyautées	500 mL (2 t.) de tomates en conserve
60 mL (1/4 t.) de câpres	2 mL (1/2 c. à thé) de piment broyé
2 gousses d'ail	sel marin et poivre

400 g (1 lb.) de spaghettis

- Hacher séparément le persil, les olives, les câpres et l'ail.
- Cuire les spaghettis «al dente» dans un grand chaudron d'eau bouillante salée.
- Chauffer l'huile dans une poêle, y faire revenir l'ail et les câpres.
- Ajouter les olives, les tomates écrasées et le piment. Saler et poivrer. Faire cuire 10 minutes.
- Ajouter le bouquet de persil haché et les spaghettis égouttés. Servir immédiatement avec un légume vert cuit à la vapeur précédé d'une salade de «germes que j'aime».

Sauce aux herbes pour pâtes superbes
4 portions

1 oignon	2 branches de basilic frais ou
3 gousses d'ail	15 mL (1 c. à s.) de basilic séché
45 mL (3 c. à s.) d'huile d'olive	15 mL (1 c. à s.) de romarin
500 mL (2 t.) de tomates	sel marin et poivre
1 bouquet de persil	125 mL (1/2 t.) de crème (facultatif)

- Hacher l'oignon, l'ail et les herbes.
- Dans une poêle, chauffer légèrement l'huile, y faire revenir l'oignon et l'ail puis ajouter les herbes. Faire cuire le tout quelques minutes en brassant.
- Ajouter les tomates réduites en purée au mélangeur. Saler et poivrer.
- Ajouter la crème si désiré.
- Ajouter des pâtes au choix et du parmesan. Bien mélanger. Servir immédiatement... un délice à l'italienne!

CIPAILLE VÉGÉTARIEN
30 portions ou 5 pâtés de 6 portions

500 mL (2 t.) de carottes en cubes
250 mL (1 t.) de céleri en cubes
1 1/4 L (5 t.) de pommes de terre en cubes
500 mL (2 t.) de courgettes en cubes
750 mL (3 t.) d'oignons hachés moyen
250 mL (1 t.) de chou vert haché moyen
250 mL (1 t.) de fromage cheddar râpé
125 mL (1/2 t.) de tamari
5 mL (1 c. à thé) d'épices mélangées (selon le goût)

10 mL (2 c. à thé) de cannelle
5 mL (1 c. à thé) de poudre d'ail
5 mL (1 c. à thé) de basilic séché
15 mL (3 c. à thé) de cèdre et de sapin séché (prendre les aiguilles de sapin et moudre)
250 mL (1 t.) de navets en cubes
500 mL (2 t.) d'aubergines en cubes
500 mL (2 t.) de champignons en cubes
250 mL (1 t.) de poireaux hachés moyen
125 mL (1/2 t.) de beurre ou d'huile
5 mL (1 c. à thé) de poudre d'oignon
15 mL (1 c. à s.) de sel marin

- Mélanger tous les ingrédients et laisser reposer au moins 1/2 heure.

NOTE :

La recette donne environ 30 portions. Utiliser de préférence une casserole de fonte émaillée pouvant contenir 8 L (32 t.) de liquides.

VARIANTE :
- Vous pouvez ajouter du tofu en cubes. La cipaille se conserve 2 semaines au réfrigérateur et se congèle très bien.

Préparation de la pâte :

750 mL (3 t.) de farine de blé entier 125 mL (1/2 t.) d'huile végétale
5 mL (1 c. à thé) de sel marin 200 mL (3/4 t.) d'eau
22 mL (1 1/2 c. à s.) de poudre à 15 mL (1 c. à s.) de vinaigre de cidre
  pâte ou de jus de citron

- Mélanger les ingrédients secs et ajouter les ingrédients liquides.
- Former une boule de pâte. Ne pas pétrir.

Préparation du cipaille :

- Dans une casserole huilée, déposer une rangée de la préparation de légumes, ajouter la pâte en petits cubes et… alterner jusqu'au 7/8 de la hauteur de la casserole environ.
- Ajouter ensuite de l'eau pure, jusqu'au niveau de la pâte du haut. Pour terminer, recouvrir le tout d'une grande abaisse.
- Placer au four à 220°C (450°F) pendant une heure et réduire la température à 150°C (300°F) pendant 15 à 30 minutes.

Recette du chef Benoît Gendron
*Propriétaire et chef cuisinier du restaurant végétarien **La Nature**, 206 rue St-Germain est, Rimouski.*

PÂTÉ DORÉ À LA COURGE

Toute courge à chair orangée convient à cette recette qui donne un plat succulent.

375 mL (1 1/2 t.) de courge (buttercup, butternut, citrouille)
250 mL (1 t.) de pommes de terre
1 oignon émincé
125 mL (1/2 t.) de poivron vert
1 gousse d'ail émincée
15 mL (1 c.à s.) d'huile de carthame

125 mL (1/2 t.) de fromage cheddar râpé
thym et sel marin
1 abaisse de pâte **ou**
250 mL (1 t.) de boulghour cuit et assaisonné
persil émincé

- Cuire les pommes de terre 10 minutes à la vapeur, y ajouter la courge et poursuivre la cuisson.
- Les réduire en purée.
- Faire revenir l'oignon, l'ail et le poivron dans l'huile 5 à 7 minutes.
- Mélanger tous les ingrédients en y incorporant le fromage râpé. Assaisonner selon le goût.
- Disposer le mélange dans l'abaisse ou sur le lit de boulghour assaisonné.
- Faire cuire le tout à four modéré, 180°C (350°F), pendant 30 minutes.
- Garnir de persil au sortir du four.
- On peut servir ce pâté comme plat principal, accompagné d'asperges ou de betteraves natures.

Recette de Francine Gauthier
Membre de l'A.P.R.A.S., experte dans la fabrication du pain au levain, cuisinière, jardinière et professeure d'alimentation saine en Abitibi.

PÂTÉ DE FÈVES DE LIMA
AUX CAROTTES

500 mL (2 t.) de fèves de
  Lima sèches
6 à 8 carottes moyennes
2 œufs
30 mL (2 c. à s.) d'huile
5 mL (1 c. à thé) de sel marin
2 mL (1/2 c. à thé) de poivre

5 mL (1 c. à thé) de poudre d'ail
5 mL (1 c. à thé) de thym
2 mL (1/2 c. à thé) de sarriette
1 mL (1/4 c. à thé) de sauge
375 mL (1 1/2 t.) de fromage râpé
6 à 8 noix de Grenoble

- Faire cuire les fèves de Lima et les écraser à l'aide d'un pilon lorsqu'elles sont encore chaudes.
- Faire cuire les carottes et les mettre en purée.
- Mélanger les fèves et les carottes et y incorporer tous les autres ingrédients sauf le fromage et les noix.
- Placer ce mélange dans un moule de 20 cm x 20 cm (8" x 8").
- Saupoudrer de fromage râpé et garnir de noix de Grenoble.
- Placer au four à 180°C (350°F) pendant environ 60 minutes.

Recette d'Hélène Poitras
Membre de l'A.P.R.A.S., diététiste, conférencière et professeure d'alimentation saine à Québec.

SALADE DE HARICOTS *4 à 6 portions*

500 mL (2 t.) de haricots
  verts frais
375 mL (1 1/2 t.) de haricots
  rouges cuits
2 tomates en dés

3 oignons verts émincés
125 mL (1/2 t.) de céleri haché
125 mL (1/2 t.) de poivron rouge
  ou vert haché
125 mL (1/2 t.) de petites olives noires

Sauce à salade :

60 mL (1/4 t.) d'huile de carthame
  ou de tournesol
1 gousse d'ail pressée
30 mL (2 c. à s.) de jus de citron

2 mL (1/2 c. à thé) de thym
1 mL (1/4 c. à thé) de sel marin
1 pincée de paprika

- Couper les haricots verts en morceaux de 2,5 cm (1 po) et les cuire à la vapeur. Les laisser refroidir.
- Dans un bol, composer la salade avec les haricots et les légumes.
- Dans un petit bol, bien mélanger les ingrédients de la vinaigrette et en arroser la salade. Bien mélanger le tout. Servir aussitôt avec du bon pain au levain.

VARIANTES :
- Délicieuse entrée (6 portions) servie sur une feuille de laitue.
- Salade d'été (4 portions) à combiner à des tartines, du fromage maigre ou une terrine de noix.
- Utiliser une autre légumineuse au choix.

Recette de Jacqueline Chabot
Membre de L'A.P.R.A.S. et professeure d'alimentation saine dans la région de Sorel-Tracy.

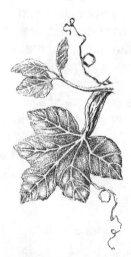

TOFU À LA BOURGUIGNONNE *10 portions*

Pour un souper pas comme les autres.

1 kg (2.2 lb) de tofu frais
375 mL (1 1/2 t.) de vin rouge
60 mL (1/4 t.) de tamari
2 feuilles de laurier
10 mL (2 c. à thé) de thym
5 mL (1 c. à thé) d'estragon
15 mL (1 c. à s.) d'ail écrasé
30 mL (2 c. à s.) d'huile
500 mL (2 t.) d'oignons en dés

1 L (4 t.) de champignons en quartiers
80 mL (1/3 t.) d'huile
175 mL (2/3 t.) de farine de blé entier
825 mL (3 1/2 t) de bouillon de
  légumes ou autre
125 mL (1/2 t.) de marinade
50 mL (1/4 t.) de tamari
sel marin et poivre
50 mL (1/4 t.) de persil haché

- Couper le tofu en cubes de 1,5 cm (1/2 po) d'épaisseur. Mélanger le vin avec 60 mL de tamari, les fines herbes et l'ail; faire mariner le tofu dans cette marinade pendant au moins 1 heure en utilisant un contenant large et peu profond. Égoutter le tofu et réserver la marinade.
- Faire cuire le tofu au four à 190°C (375°F) sur une plaque huilée, pendant 20 à 25 minutes; retourner le tofu une fois au cours de la cuisson.
- Faire sauter les oignons et les champignons dans 30 mL (2 c. à s.) d'huile dans une grande casserole. Transférer le tout dans un autre plat et garder au chaud.
- Dans cette même casserole, faire chauffer 80 mL (1/3 t.) d'huile. Ajouter la farine et bien mélanger, puis laisser cuire pendant 1 minute. Ajouter graduellement le bouillon, 125 mL de marinade et 50 mL de tamari en mélangeant bien. Laisser cuire pendant 20 minutes en brassant à l'occasion.
- Incorporer délicatement les oignons, les champignons et le tofu et réchauffer.
- Rectifier l'assaisonnement et garnir de persil haché.
  Servir ce mélange sur du sarrasin, du riz, du millet ou des nouilles.

VARIANTE :
- Utiliser du seitan à la place du tofu.

Recette de Françoise Pichette
Membre de l'A.P.R.A.S., nutritionniste et professeure d'alimentation saine dans la région de Montréal.

PÂTÉ AUX BETTERAVES *8 à 10 portions*

125 mL (1/2 t.) de graines
  de tournesol moulues
200 mL (3/4 t.) de farine
  de blé entier, de maïs
  ou de millet
80 mL (1/3 t.) de levure
  alimentaire

2 oignons hachés
60 mL (4 c. à s.) de tamari (ou moins)
80 mL (1/3 t.) d'huile de maïs ou autre
125 mL (1/2 t.) d'eau chaude
thym, basilic, sauge, ail
2 betteraves crues râpées fin
30 mL (2 c. à s.) de jus de citron

- Mélanger tous les ingrédients; la consistance doit ressembler à celle de la pâte à muffins. Pour permettre une cuisson plus rapide, distribuer le mélange dans des petits contenants. Couvrir.
- Cuire au four à 180°C (350°F) pendant une heure maximum, jusqu'à ce qu'un cure dent planté dans le pâté en ressorte sec. Servir chaud ou froid. Ce pâté peut être congelé.

Recette de Lucienne Hick
Membre de l'A.P.R.A.S. et professeure d'alimentation saine dans la région de Compton où elle cultive avec joie légumes, fleurs, fines herbes et framboises.

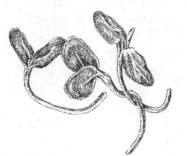

CRETONS VÉGÉTARIENS DE KEDGWICK

Une recette pour le temps des fêtes!

500 mL (2 t.) de millet
3 oignons
1 L (4 t.) d'eau
250 mL (1 t.) de noix de cajous
250 mL (1 t.) de noix de Grenoble

250 mL (1 t.) de pacanes
500 mL (2 t.) d'avelines
750 mL (3 t.) de graines de tournesol
200 mL (3/4 t.) d'huile d'olive
cannelle, clou de girofle, tout-épice

- Cuire le millet et les oignons coupés en morceaux dans l'eau pendant 20 minutes.
- Avec l'aide d'un pilon, écraser ces deux ingrédients ensemble.
- Moudre finement les noix et les graines.
- Mélanger tous les ingrédients et assaisonner avec un soupçon de cannelle, de clou de girofle, de tout épice et de sel marin.
- Réfrigérer quelques heures avant de servir.

NOTES :
- Cette recette se divise très bien selon les besoins.
- Elle se congèle très bien.
- L'utilisation de l'huile d'olive est importante car elle fige au réfrigérateur.

Vous obtiendrez la consistance, la saveur et la couleur des cretons sans les inconvénients de ces derniers.

Recette d'Anne Lévesque
Membre de l'A.P.R.A.S. et professeure d'alimentation saine à Edmunston et pour les francophones du Nouveau-Brunswick.

LE PÂTÉ VEDETTE
DE MADAME BESSETTE!

200 mL (3/4 t.) de riz court cru*
450 mL (1 3/4 t.) d'eau
1 mL (1/4 c. à thé) de sel marin
1 gros oignon haché fin
375 mL (1 1/2 t.) de champignons
   hachés fin
175 mL (1/3 t.) de beurre
   ou d'huile
200 mL (3/4 t.) de graines de
   tournesol grossièrement moulues

500 mL (2 t.) de chapelure séchée
15 mL (1 c. à s.) de levure alimentaire
15 mL (1 c. à s.) de base de bouillon
   aux légumes en poudre
2 mL (1/2 c. à thé) de sel marin
1 mL (1/4 c. à thé) de muscade
15 mL (1 c. à s.) de moutarde forte
3 gros œufs

- Porter l'eau à ébullition, la saler et y ajouter le riz. Ramener à ébullition, réduire la chaleur au minimum et cuire à feu doux 50 minutes.
  * Si vous avez du riz déjà cuit et refroidi, passer environ 500 mL (2 t.) au robot, afin qu'il soit collant.
- Faire revenir à feu doux les oignons et les champignons dans toute l'huile pendant 10 à 15 minutes.
- Mélanger le riz, les oignons et les champignons au reste des ingrédients et faire cuire le tout dans un moule à pain huilé, couvert d'un papier d'aluminium pendant 50 minutes à 160°C (325°F). Découvrir le moule et laisser cuire 10 minutes supplémentaires.
  Ce pâté se tranche facilement. Le servir chaud ou froid.

VARIANTES :
- Napper les tranches chaudes de votre sauce tomate préférée.
- Délicieux avec la sauce tériyaki.
- Le servir froid en sandwich pour les «lunchs».
- Émietté dans un plat allant au four et recouvert de maïs et de purée de légumes, il se transforme en pâté chinois.
- En faire 3 à la fois et en congeler une partie n'est pas plus long et constitue une réserve intéressante.

Recette de Christiane Bessette
Cuisinière pour les groupes partout au Québec.

PÂTÉ À L'AUBERGINE DE TANTE GINE

30 mL (2 c. à s.) d'huile de carthame
2 aubergines moyennes
1 gros oignon en cubes
60 mL (4 c. à s.) de cheddar fort

2 tomates mûres en tranches
1/2 poivron vert en lanières
sel marin et poivre
5 mL (1 c. à thé) d'ail granulé

- Peler les aubergines et les couper en petits cubes.
- Les faire revenir dans l'huile avec l'oignon. Assaisonner. Les cubes d'aubergines doivent être assez tendres.
- Préparer une croûte de tarte non cuite à l'huile de maïs (Tome 1).
- La saupoudrer de cheddar.
- La recouvrir de l'aubergine et de l'oignon.
- Décorer avec les tranches de tomates et le poivron.
- Saupoudrer d'ail granulé et verser un petit filet d'huile sur les tomates.
- Cuire au four à 180°C (350°F) pendant 40 à 45 minutes.

Recette de Julie Morand
Membre de l'A.P.R.A.S., comédienne, animatrice d'ateliers de respiration consciente (rebirth), conférencière et professeure d'alimentation saine dans la région de Victoriaville.

PIZZA AUX ALGUES

Pâte :
500 mL (2 t.) de farine à pâtisserie
1 mL (1/4 c. à thé) de sel marin

125 mL (1/2 t.) d'huile de tournesol
90 mL (6 c. à s.) d'eau

Garniture :
80 mL (1/3 t.) d'algues hijiki
80 mL (1/3 t.) d'eau de source
4 tomates
1 gros oignon en tranches

15 mL (1 c. à s.) de basilic
2 gousses d'ail émincées
125 mL (1/2 t.) de fromage
    cheddar BIO

- Faire tremper les algues dans l'eau jusqu'à ce que l'eau soit complètement absorbée (environ 20 minutes).

- Mélanger la farine et le sel marin dans un bol. Verser l'huile et l'eau dans une tasse à mesurer et bien émulsionner à la fourchette.
- Verser lentement le liquide sur les ingrédients secs et bien mélanger.
- Former la pâte en boule et l'étaler avec les doigts sur une plaque à biscuits huilée.
- Replier la pâte sur les rebords de façon à former une petite croûte.
- Épépiner les tomates, les couper grossièrement et les égoutter dans un tamis.
- Dans un bol, mélanger les tomates, l'oignon, le basilic, l'ail, et les algues.
- Parsemer la moitié du fromage râpé sur la pâte, étaler la garniture puis étendre le reste du fromage.
- Faire cuire au four à 200°C (400°F) 20 minutes.

Recette de Josée Tourigny
Membre de l'A.P.R.A.S., professeure d'alimentation saine à Montréal.

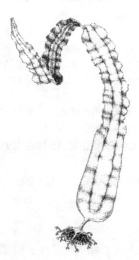

SEIT'ANOVO *4 portions*

1/2 poireau en demi-lune
1 branche de céleri en diagonale
1 carotte en julienne
12 haricots verts en julienne
200 mL (3/4 t.) de chou-fleur en
petits bouquets
250 mL (1 t.) de feuilles de
chou frisé (kale)

500 mL (2 t.) de seitan tranché
en lanières
250 mL (1 t.) de bouillon de seitan
(voir la section «Théorie»)
1 mL (1/4 c. à thé) de basilic
ou 2 feuilles de basilic frais
finement ciselées

- Badigeonner au pinceau le fond d'un «wok» avec de l'huile de sésame et y faire dorer le poireau. Ajouter ensuite tous les légumes, sauf le chou-fleur, et mélanger le tout 1 minute.
- Ajouter le bouillon de seitan, porter au point d'ébullition et incorporer le chou-fleur et le seitan.
- Laisser mijoter 7 à 8 minutes. Assaisonner de basilic.
  Servir sur des nouilles de riz ou avec du riz ou du millet.

Recette de Ninon et Micheline
*Propriétaires du restaurant **A Novo**, 4135 rue St-Denis à Montréal.*

TOFU AU GINGEMBRE *4 portions*

450 g de tofu ferme
Sauce à mariner :
80 mL (1/3 t.) de gingembre
frais finement râpé

80 mL (1/3 t.) d'huile de tournesol
80 mL (1/3 t.) de tamari

- Couper le tofu en tranches, les placer côte à côte dans un plat ou sur une plaque allant au four.
- Passer les ingrédients de la sauce au mélangeur. Étendre sur le tofu.
- Laisser mariner de 1 à 3 heures et faire cuire au four à 180°C (350°F) pendant 25 à 30 minutes. Déguster.

Recette du **Commensal**
Restaurants végétariens situés au 2115 rue St-Denis et au 680 rue Ste-Catherine ouest à Montréal.

LES PAINS

DÉLICIEUX PAIN IRLANDAIS

500 mL (2 t.) de farine de blé
entier
250 mL (1 t.) de farine de sarrasin
30 mL (2 c. à s) de sucre brut
(sucanat)

7 mL (1 1/2 c. à thé) de poudre
à pâte
30 à 45 mL (2 à 3 c. à s.) de beurre
310 mL (1 1/4 t.) de filia, de yogourt
ou de babeurre

Garniture :
15 mL (1 c. à s.) de lait
30 mL (2 c. à s.) de flocons d'avoine

* Mélanger tous les ingrédients secs dans un grand bol.
* Incorporer le beurre à l'aide d'un couteau à pâtisserie. Ajouter le yogourt et mélanger grossièrement.
* Pétrir 10 fois.
* Avec la pâte, former une miche ronde et l'aplatir à 5 cm (2 po) de hauteur.
* La disposer sur une plaque à biscuits huilée. Faire une incision en forme de X sur le dessus de la miche. Humecter le pain de lait à l'aide d'un pinceau. Le saupoudrer de flocons d'avoine.
* Faire cuire à 180°C (350°F) pendant 40 à 60 minutes, jusqu'à ce que le pain soit doré.
* Attendre quelques minutes avant de servir.

Recette d'Anne-Marie Thibault
Membre de l'A.P.R.A.S. et professeure d'alimentation saine dans la région des Basses-Laurentides.

COURONNE AUX ABRICOTS
ET AUX PRUNEAUX D'ATMO *12 brioches*

Pour un matin pas comme les autres!

12 pruneaux dénoyautés
12 abricots secs
125 mL (1/2 t.) de raisins secs
250 mL (1 t.) de jus d'orange
625 mL (2 1/2 t.) de farine
   de blé mou
250 mL (1 t.) de lait très chaud,
   mais pas bouillant

15 mL (1 c. à s.) de miel
1 œuf
30 mL (2 c. à s.) de beurre fondu
15 mL (1 c. à s.) de levure à pain
1 œuf battu pour badigeonner la
   couronne

- La veille, mettre les fruits secs à tremper.
- Commencer aussi la pâte, le lendemain ce sera l'affaire de 15 minutes. Mettre le lait dans un bol assez grand, saupoudrer de levure et ajouter le miel. Atttendre 5 à 10 minutes.
- Brasser avec un malaxeur ou dans un robot en ajoutant progressivement la moitié de la farine et continuer à battre à basse vitesse pendant 5 minutes. (Ce procédé remplace le pétrissage et garantit une brioche bien levée.)
- Ajouter l'œuf, une pincée de sel marin , le beurre fondu et le reste de la farine. Malaxer jusqu'à ce que la pâte soit malléable mais plutôt molle.
- La déposer dans un bol huilé assez grand pour contenir 2 fois le volume de la pâte. Couvrir d'une assiette et… allez faire dodo. Laisser à la température de la pièce!
- Le matin (avant la douche!) mettre la pâte sur une surface enfarinée et la rouler de la grandeur de la surface d' une plaque à biscuits.
- Passer les fruits avec un peu de liquide au mélangeur. Travailler avec une spatule car c'est assez consistant!
- Étendre la purée de fruits sur la pâte et rouler.
- Déposer en fer à cheval ou en couronne sur une plaque huilée.
- Faire des incisions de 2 cm de profondeur avec des ciseaux tous les 2 cm.
- Badigeonner avec l'œuf et laisser lever 1/2 heure (Voilà,le temps idéal pour la douche!)

- Déguster en écoutant votre musique préférée.
Accompagnements (pas vraiment nécessaires) : miel, confiture maison, fromage ou un peu de beurre d'amande.
Le seul défaut de cette brioche est qu'on ne peut plus s'arrêter d'en manger!
Son arôme réveille tout le monde dans la maison.

VARIANTES :
- La même pâte peut servir de base à des brioches à la cannelle. Ajouter des raisins secs, des pommes tranchées et saupoudrer de cannelle.
- Rouler, couper et déposer à plat sur une plaque à biscuits. Laisser lever et cuire.

NOTE :
Doubler la recette de la pâte et congeler. Décongeler à la température de la pièce et utiliser pour une autre recette.

Pain brioche aux épinards

Pour la pâte, utiliser la recette de la Couronne aux abricots et aux pruneaux.

500 g (1 livre) d'épinards   250 mL (1 t.) de fromage parmesan
1 œuf   râpé

- Bien laver et hacher les épinards en enlevant les plus grosses tiges.
- Les cuire à la vapeur 1 à 2 minutes et les égoutter soigneusement.
- Dans un bol, battre l'œuf.
- Ajouter les épinards et le fromage, bien mélanger.
- Rouler la pâte en rectangle, de la grandeur d'une plaque à biscuits.
- Recouvrir du mélange d'épinards.
- Rouler et déposer délicatement dans un moule à gâteau à fond amovible et joindre les deux bouts.
- Laisser lever 30 minutes; la pâte double de volume.

- Faire cuire au four à 180°C (350°F) pendant 30 à 40 minutes ou jusqu'à ce que la croûte soit dorée et qu'un couteau planté en ressorte sec. Démouler.
  Accompagner d'une bonne soupe (cela fait un dîner inhabituel).

Recette d'Atmo Zakes
animatrice d'ateliers de croissance personnelle et de respiration consciente (rebirth), cuisinière pour les individus et les groupes à Montréal et ailleurs.

GAUFRES AU MILLET ET AU SÉSAME

560 mL (2 1/4 t.) d'eau
250 mL (1 t.) de millet bien lavé
125 mL (1/2 t.) de graines de sésame

80 mL (1/3 t.) de farine de soya
1 pincée de sel marin

- Placer tous les ingrédients dans le mélangeur.
- Mélanger jusqu'à l'obtention d'une pâte lisse (plutôt liquide qu'épaisse). Cela s'obtient en quelques secondes lorsqu'on travaille avec de la farine mais peut demander 2 à 3 minutes si on part de grains entiers.
- Verser la pâte dans le gaufrier **très chaud.** Il faut à peine recouvrir les plaques. S'il y a trop de pâte, vous risquez que tout se renverse en cours de cuisson.
- Fermer le couvercle du gaufrier et ne pas l'ouvrir avant 10 minutes.
- Au bout de 10 minutes, vérifier si les gaufres sont cuites. Elles sont prêtes lorsqu'elles se détachent facilement des plaques. Si elles collent aux parois, fermer le couvercle et continuer la cuisson pour 1 ou 2 minutes. Laisser refroidir sur une grille à gâteau.
- Continuer à cuire le reste de la pâte. Cependant, faire fonctionner le mélangeur 4 à 5 secondes juste avant de verser la pâte dans le gaufrier car durant les 10 minutes d'attente, les solides se déposent au fond de la jarre du mélangeur, laissant un liquide plus clair sur le dessus.
- Réfrigérer ou congeler jusqu'au moment de déguster.

NOTES :
- Si vous optez pour la congélation, placer les gaufres sur des plaques à biscuits et ne les empaqueter que lorsqu'elles sont congelées (de façon à pouvoir les prendre une à une pour les réchauffer).
- Le temps de cuisson peut varier légèrement d'un gaufrier à l'autre. Vous apprendrez vite à connaître le vôtre.

VARIANTES :
- Gaufres au caroube : Même recette que les gaufres au millet et au sésame, à laquelle on ajoute 60 mL (1/4 t.) de caroube.
- Gaufres à la vanille : Même recette que les gaufres au millet et au sésame, à laquelle on ajoute 15 mL (1 c. à s.) d'essence de vanille (ou plus, selon le goût).

Recette de Suzanne Nadeau
*tirée de son livre **S.O.S. Desserts**. Elle est membre de l'A.P.R.A.S. et professeure d'alimentation saine à Rimouski.*

TARTE MOUSSELINE AU CAFÉ
1 assiette de 22 cm (9 po)

10 mL (2 c. à thé) d'agar-agar
en flocons
7 mL (1 1/2 c. à thé) de fécule
de marante
1 pincée de sel marin
45 mL (3 c. à s.) de tahini
30 mL (2 c. à s.) de café de
céréales

250 mL (1 t.) d'eau
125 mL (1/2 t.) de tofu égoutté
60 mL (1/4 t.) de sirop d'érable
80 mL (1/3 t.) de sirop d'orge
5 mL (1 c. à thé) de vanille
12 noix (au choix) grillées et hachées

1 abaisse de pâte à tarte aux flocons d'avoine et aux noix.

- Préchauffer le four à 180°C (350°F).

- Placer l'agar-agar, la fécule, le sel, le tahini et le café dans un chaudron. Ajouter l'eau doucement tout en brassant. Porter à ébullition et laisser mijoter 15 minutes en brassant de temps en temps.

- Pendant ce temps, préparer la pâte à tarte (voir recette suivante) et la faire cuire 15 à 20 minutes. La retirer du four et la laisser refroidir 5 minutes.

- Combiner le tofu, les sirops, la vanille et le mélange au café dans le bol du mélangeur. Réduire en crème.

- Verser le tout sur le fond de tarte déjà cuit et faire cuire 15 minutes.

- Garnir la tarte de noix et la laisser tiédir. Réfrigérer au moins 1 1/2 à 2 heures avant de servir. Garder au frais.

Pâte à tarte aux flocons d'avoine et aux noix

250 mL (1 t.) de flocons d'avoine
125 mL (1/2 t.) d'amandes
  moulues
60 mL (1/4 t.) d'eau
45 mL (3 c. à s.) d'huile de maïs

125 mL (1/2 t.) de noix de
  Grenoble moulues
1 mL (1/4 c. à thé) de sel marin
60 mL (1/4 t.) de sirop d'orge ou de
  sirop d'érable

- Mélanger tous les ingrédients.
- Presser le tout dans une assiette à tarte huilée de 22 cm (9 po de diamètre).
- Faire cuire 10 minutes à 180°C (350°F).

Recette de Lise Roussin et de Mario Morency tirée de leur livre **Votre assiette magique.**
Membres de l'A.P.R.A.S., professeurs et directeurs du Centre macrobiotique de Québec Enr.

TAPIOCA AU JUS DE FRUITS

625 mL (2 1/2 t.) de jus de raisins ou de pommes
60 mL (1/4 t.) de tapioca (minute) instantané
125 mL (1/2 t.) de miel
le jus d'un citron

- Porter le tout à ébullition en remuant.
- Laisser refroidir 20 minutes et brasser.
  Si vous le désirez, intégrer de la crème fouettée au tofu (Tome 1). Servir bien froid.

Recette de Danielle Laberge
*Propriétaire de la ferme **L'armoire aux herbes** de Ham-Nord, herboriste, conférencière, consultante et professeure dans le domaine de la santé.*

CLAFOUTIS DE POMMES AU STÉVIA

250 mL (1 t.) de raisins Sultana   2 mL (1/2 c. à thé) de stévia*
250 mL (1 t.) d'amandes   1 pincée de sel marin
4 grosses pommes   le jus de trempage
150 g (2/3 t.) de farine à pâtisserie   (environ 250 mL (1 t.))
1 œuf

- Rincer et laisser tremper les raisins et les amandes pendant 8 heures.
- Les égoutter et réserver le liquide. Les passer au robot avec les pommes lavées et coupées en morceaux. Déposer ce mélange dans un plat allant au four.
- Dans un bol, mélanger le reste des ingrédients et étendre le tout sur les fruits.
- Faire cuire au four à 190°C (375°F) pendant 35 à 40 minutes.

* Le stévia est connu depuis peu au Québec. C'est un extrait d'une plante sud américaine (stévia) qui a la propriété d'être extrêmement sucré (100 fois plus que le sucre) et non calorifique.
On le trouve dans les magasins d'aliments naturels vendu sous forme de poudre verte. Il a un goût de réglisse et on en utilise toujours très peu à la fois. L'ajouter aux tisanes, sauces à salades, desserts…

Recette de Denise Hélène Adam
Membre de l'A.P.R.A.S., gérante au magasin d'aliments naturels BIO Et cetera et professeure d'alimentation saine à Montréal.

DEMI-LUNES AUX FIGUES

Pâte à tarte à l'huile (voir Tome 1)
500 mL (2 t.) de figues séchées, trempées une nuit
60 mL (1/4 t.) de miel ou moins ou pas du tout
une pincée de piment de la Jamaïque moulu

- Passer les figues au mélangeur pour en faire une purée épaisse.
- Sucrer au goût et saupoudrer de piment de la Jamaïque.
- Abaisser la pâte. La couper en cercles d'environ 15 cm (6 po) de diamètre. Disposer sur une plaque à biscuits. Mettre une cuillerée de fruits sur la moitié de chaque cercle, replier la pâte et pincer les côtés ensemble. Percer des trous sur le dessus avec une fourchette. Laisser cuire au four à 200°C (400°F) pendant 20 à 25 minutes, jusqu'à ce que la pâte soit légèrement dorée. On peut badigeonner le dessus avec un jaune d'œuf avant la cuisson pour faire griller la pâte.

VARIANTES :
  - Étendre la purée de figues sur la pâte coupée en carrés, rouler et découper.
  - Ajouter des quartiers de pommes avec les figues.

Recette de Lucie Généreux
Membre de l'A.P.R.A.S., co-propriétaire du magasin d'aliments naturels La Cale à grain et professeure d'alimentation saine à Gaspé.

LES LAITS ET LES BOISSONS

LAIT FOUETTÉ AUX FRAISES 4 portions

Irrésistible!

1 banane	250 mL (1 t.) de lait
250 mL (1 t.) de fraises	15 mL (1 c. à s.) de miel
250 mL (1 t.) de filia	

- Mettre tous les ingrédients dans le mélangeur jusqu'à ce que la consistance soit onctueuse.

VARIANTE :
  - Remplacer les fraises par d'autres fruits : lait de pêches, de bleuets, de poires…

Recette de Roselyne Cyr
*tirée de son livre **Initiation à la cuisine vivante**. Elle est membre de l'A.P.R.A.S. et professeure d'alimentation saine à Rimouski.*

LAIT DE SOYA À LA «CAROUBANANE»
2 à 3 portions

2 à 3 bananes mûres	15 mL (1 c. à s.) de caroube
500 mL (2 t.) de lait de soya	15 mL (1 c. à s.) d'huile
15 mL (1 c. à s.) de lécithine	

- Mettre tous les ingrédients dans le mélangeur.
- Brasser à vitesse maximum pendant 1 minute.
- Servir immédiatement dans des verres.
  Ce lait peut être servi comme déjeuner rapide accompagné d'une portion de céréale entière ou en collation.

VARIANTE :
- Ajouter une dizaine d'amandes entières, préalablement trempées ou non.
- Ajouter 15 mL (1 c. à s.) de graines de lin pour les intestins paresseux.

Recette d'Andrée Miron
Membre de l'A.P.R.A.S., cuisinière, conférencière et professeure d'alimentation saine à Jonquière.

L'EAU VIVE, VIVE L'EAU!

Un souhait du fond du cœur:

• Redécouvrir le plaisir de boire 6 à 8 verres d'eau par jour,

• Se soucier activement de la pollution des cours d'eau et de l'utilisation inconsidérée qu'on fait de cette ressource inestimable.
Une recette simple, à intégrer le plus tôt possible, l'eau étant essentielle à la vie.

Recette de Céline Caron
Membre de l'A.P.R.A.S., experte en culture des fruits et des petits fruits, chroniqueuse et conférencière réputée sur l'écologie.

RECETTES PERSONNELLES

RECETTES PERSONNELLES

RECETTES PERSONNELLES

RECETTES PERSONNELLES

RECETTES PERSONNELLES

RECETTES PERSONNELLES

RECETTES PERSONNELLES

RECETTES PERSONNELLES

Table des matières

CHAPITRE 6

CHAPITRE 7

CHAPITRE 8

CHAPITRE 9

CHAPITRE 10

CHAPITRE 11

CHAPITRE 12

CHAPITRE 13

SECTION RECETTES
D'AUTRES LÉGUMES

LES ALGUES

D'AUTRES CÉRÉALES

LE SEITAN

LE TEMPEH

D'AUTRES NOIX

LA LACTO-FERMENTATION

D'AUTRES RECETTES POUR LE PLAISIR

LES SOUPES

LES SAUCES À SALADE

D'AUTRES RECETTES DE MES AMIES POUR LE PLAISIR

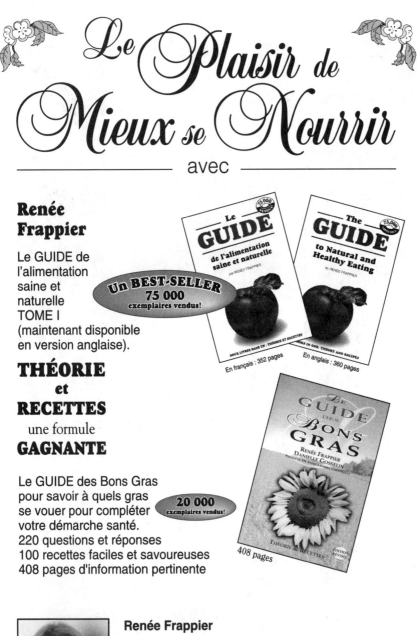
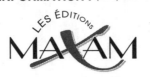